Olivier Jegaden

Traitement du rétrécissement aortique par endovalves Edwards SAPIEN

Joël Lapeze
Olivier Jegaden

Traitement du rétrécissement aortique par endovalves Edwards SAPIEN

Expérience à L'Hôpital Louis Pradel Lyon

Presses Académiques Francophones

Impressum / Mentions légales

Bibliografische Information der Deutschen Nationalbibliothek: Die Deutsche Nationalbibliothek verzeichnet diese Publikation in der Deutschen Nationalbibliografie; detaillierte bibliografische Daten sind im Internet über http://dnb.d-nb.de abrufbar.

Alle in diesem Buch genannten Marken und Produktnamen unterliegen warenzeichen-, marken- oder patentrechtlichem Schutz bzw. sind Warenzeichen oder eingetragene Warenzeichen der jeweiligen Inhaber. Die Wiedergabe von Marken, Produktnamen, Gebrauchsnamen, Handelsnamen, Warenbezeichnungen u.s.w. in diesem Werk berechtigt auch ohne besondere Kennzeichnung nicht zu der Annahme, dass solche Namen im Sinne der Warenzeichen- und Markenschutzgesetzgebung als frei zu betrachten wären und daher von jedermann benutzt werden dürften.

Information bibliographique publiée par la Deutsche Nationalbibliothek: La Deutsche Nationalbibliothek inscrit cette publication à la Deutsche Nationalbibliografie; des données bibliographiques détaillées sont disponibles sur internet à l'adresse http://dnb.d-nb.de.

Toutes marques et noms de produits mentionnés dans ce livre demeurent sous la protection des marques, des marques déposées et des brevets, et sont des marques ou des marques déposées de leurs détenteurs respectifs. L'utilisation des marques, noms de produits, noms communs, noms commerciaux, descriptions de produits, etc, même sans qu'ils soient mentionnés de façon particulière dans ce livre ne signifie en aucune façon que ces noms peuvent être utilisés sans restriction à l'égard de la législation pour la protection des marques et des marques déposées et pourraient donc être utilisés par quiconque.

Coverbild / Photo de couverture: www.ingimage.com

Verlag / Editeur:
Presses Académiques Francophones
ist ein Imprint der / est une marque déposée de
AV Akademikerverlag GmbH & Co. KG
Heinrich-Böcking-Str. 6-8, 66121 Saarbrücken, Deutschland / Allemagne
Email: info@presses-academiques.com

Herstellung: siehe letzte Seite /
Impression: voir la dernière page
ISBN: 978-3-8381-7640-6

UNIVERSITÉ CLAUDE BERNARD – LYON 1
FACULTÉ DE MÉDECINE LYON EST

ANNÉE 2012

Traitement du rétrécissement aortique par implantation transfémorale ou transapicale de prothèse Edwards Sapien

Thèse

présentée
à l'Université Claude Bernard Lyon 1
et soutenue publiquement le 14 Septembre 2012
pour obtenir le grade de Docteur en Médecine

par

Joël LAPEZE
Né à Chambéry le 13 Janvier 1983

Table des matières

1. Introduction

1.1. Historique

1.1.1. Naissance du concept

La sténose aortique est l'affection valvulaire cardiaque la plus fréquente chez la personne âgée [1]. Les études épidémiologiques récentes mettent en évidence une augmentation de la prévalence de la sténose aortique avec l'âge avec des taux compris entre 2,8% et 4,6% pour les patients de plus de 75 ans [2]. Qu'elle soit d'origine dégénérative, congénitale ou rhumatismale, elle engendre une augmentation du gradient transvalvulaire aortique qui devient généralement symptomatique lorsque la sténose est serrée (surface aortique effective < 1 cm2 ou 0,6 cm2/m2 si indexée à la surface corporelle). Elle est responsable d'une mortalité précoce liée à deux facteurs : l'hypertrophie ventriculaire gauche d'amont et l'inadaptation du débit cardiaque à l'effort en aval. À terme, elle laisse une espérance de vie de 3 à 4 ans après l'apparition de l'angor ou des syncopes, et de 2 ans après les premiers signes d'insuffisance cardiaque [3]. Ces données ne semblent pas avoir été modifiées depuis plusieurs décennies malgré les avancées majeures en terme de traitement médical cardiologique [4,5,6].

Le traitement de référence est le remplacement valvulaire aortique chirurgical conventionnel, qui consiste en la mise en place d'une prothèse mécanique ou biologique, après résection de la valve native. La mortalité liée au remplacement valvulaire aortique serré isolé chez le patient septuagénaire est de l'ordre de 3 à 5%, et de 2,7 à 6,5% dans certaines équipes chez l'octogénaires [7,8]. Elle est accrue en cas d'intervention en urgence, de réintervention ou d'altération de la fraction d'éjection ventriculaire préopératoire [7], et augmente avec la présence de comorbidités [9-11].

Après remplacement valvulaire, les taux de survie à long terme rejoignent ceux des patients indemnes de sténose aortique, avec une amélioration significative de la qualité de vie [12].

3

Avec l'augmentation de l'espérance de vie, les équipes médico-chirurgicales sont amenées à diagnostiquer des sténoses aortiques chez des personnes de plus en plus agées ou chez des patients inopérables, et on estime qu'actuellement 30 à 40% des rétrécissements aortiques significatifs ne peuvent être traités chirurgicalement du fait des comorbidités [13].

La première approche mini invasive proposée pour tenter de traiter une sténose aortique sans avoir recours à la chirurgie, est la valvuloplastie aortique percutanée. Développée dans les années 90, elle consiste à dilater la valve native par le déploiement d'un ballonet introduit de façon rétrograde à travers l'orifice sténosé. Cette approche a pu représenter un espoir très vif lors de ses débuts, étant donné les résultats spectaculaires pouvant être obtenus à l'issue de cette procédure [14,15]. Malheureusement, cette dernière présente 2 types d'inconvénients. Le premier est celui du caractère transitoire de l'amélioration clinique, du fait de la resténose cicatricielle. Le deuxième est celui des complications propres potentielles, notamment à type d'accident vasculaire cérébral, de bloc de conduction atrioventriculaire, ou encore de fuite aortique importante très mal supportée sur le plan hémodynamique à court et moyen terme. Cela a participé au déclin rapide de l'utilisation de la technique, en raison d'une faible amélioration de la morbidité et de l'absence de bénéfice sur le pronostic des malades [16,17]. À l'exception de la prise en charge des enfants atteints de sténose aortique congénitale [18], elle est donc réservée actuellement en seconde intention, chez des patients instables ou en bridge-to-TAVI pour évaluer le bénéfice potentiel de la valvulation aortique endovasculaire lorsque les symptômes ne sont pas imputables de façon certaine à la sténose orificielle [19].

1.1.2. Développement des premières prothèses

C'est progressivement qu'est née l'idée de développer une procédure alliant le bénéfice du caractère mini invasif de la valvuloplastie à la longévité du remplacement valvulaire. Très tôt, différentes équipes ont travaillé à la mise au point de prothèses aortiques montées sur stent expansibles au ballonet dans des études expérimentales sur animaux [20,21,22]. Andersen et al. ont montré la faisabilité de l'implantation de valve cardiaque en position aortique mais aussi certaines de ses complications majeures comme l'obstruction partielle ou totale du flux sanguin coronaire par la prothèse dans une étude sur cochon à thorax fermé [23]. D'autres études expérimentales sur animaux suivirent

[24-26] mais les premières tentatives reportées d'implantation humaine de valve cardiaque par voie percutanée furent en position pulmonaire par l'équipe de Bonhoeffer et al. pour le traitement de régurgitations pulmonaires persistantes dans les cardiopathies congénitales opérées d'un conduit ventriculo-pulmonaire valvé [27]. Dans leur expérience, précédée d'une étude de faisabilité sur l'agneau [28], il s'agissait de la première génération de valve Melody en veine jugulaire bovine.

1.1.3. First in man en position aortique

La première implantation humaine d'une valve porcine à déploiement sur ballonet en position aortique fut réalisée le 16 avril 2002 par Cribier et al [29] par voie transseptale en utilisant une valve PHV (Percutaneous Heart Valve, Percutaneous Valve Technologies Inc., New Jearsey, USA). Malgré le fait que cette première tentative ait été réalisée dans un contexte compensationnel et que la survie de ce premier patient ait été courte du fait de son état général catastrophique, elle ouvrait le champ à une alternative thérapeutique chez des patients inopérables et en échec de traitement médical bien conduit. En Janvier 2004, PVT fut rachetée par Edwards Lifesciences et l'implantation percutanée transcatheter d'endovalve aortique – ou TAVI – prit son essor avec l'élaboration de la valve Cribier-Edwards puis de la valve Edwards SAPIEN. Celle ci, composée de péricarde bovin monté sur stent acier et à déploiement sur ballonet, fut rapidement développée en 2 tailles – 23 et 26mm – permettant ainsi de pallier le problème des fuites périprothétiques majeures observées initialement.

1.1.4. Du first in man aux registres

De nombreuses autres équipes se sont lancées dans l'aventure du TAVI et la nécessité de créer des registres nationaux et internationaux [30-38] a émergé, afin de contrôler le respect des critères d'implantation et les résultats en terme de morbimortalité dans cette procédure nouvelle, innovante mais aussi très onéreuse. En France, en 2007, la Commission d'Évaluation des Produits et Prestations (CEPP) a été saisie pour l'évaluation de deux bioprothèses valvulaires aortiques implantées par voie rétrograde transfémorale et/ou transapicale (Edwards Sapien 9000 TFX et Corevalve Revalving System), dans le traitement des sténoses aortiques sévères. Cette évaluation a permis la mise à disposition de ces deux dispositifs après obtention rapide du marquage CE étant donné le bénéfice potentiel important chez ces patients sans recours thérapeutique. Cette mise à disposition a cependant été encadrée de 3 mesures restrictives : remboursement de la procédure limité à 2 ans, restriction à 33 centres habilités à implanter et obligation de colliger toutes les procédures dans un registre national – registre France puis FRANCE 2 [30,39] réalisés sous l'égide de la Société Française de Cardiologie et la Société Française de Chirurgie Cardiothoracique et Vasculaire – pour confirmer le bénéfice clinique et la sécurité de la procédure.

Aux États Unis, une étude prospective randomisée a été menée – l'étude Placement of Aortic Transcatheter Valves ou PARTNER [40]– et comportait deux cohortes de patients sélectionnés pour être porteurs d'un rétrécissement aortique serré symptomatique. Une deuxième sélection classait en cohorte A les patients opérables, et en cohorte B les patients jugés inopérables.

La cohorte A comparait le TAVI transfémoral ou transapical versus le remplacement valvulaire chirurgical conventionnel après randomisation. La cohorte B comparait le TAVI transfémoral uniquement versus le traitement médical seul.

Les résultats de cette étude étaient les suivants :

1) Non infériorité du TAVI par rapport à la chirurgie conventionnelle en terme de mortalité à 1 an. (24,2% vs 26,8%)

2) Bénéfice du TAVI transfémoral par rapport au traitement médical seul avec une réduction de 20 % de la mortalité à 1 an. (30,7% vs 50,7%)

Le suivi sur 2 ans a été récemment publié pour la cohorte A et les résultats se maintiennent avec une mortalité de 33,9% vs 35% pour la chirurgie conventionnelle [41]. Celui de la cohorte B retrouvait des résultats semblables à 2 ans aussi (43,3% versus 68%) [42].

Depuis septembre 2007, seules deux endovalves aortiques portaient le marquage CE. Depuis début 2012, deux autres bioprothèses ont obtenu ce label mais ne sont distribuées que dans le cadre d'essais cliniques à effectif restreint.

1.2. État de l'art

1.2.1. Indications actuelles

On rappelle pour mémoire les recommandations actuelles des sociétés américaines et européennes de cardiologie concernant la prise en charge chirurgicale des rétrécissements valvulaires aortiques avec le tableau suivant issu du rapport d'évaluation de l'HAS en 2011.

SFC (1)	ESC (2)
Patient asymptomatique	▶ RA sévère symptomatique (grade : IB)
Indications admises	
▶ Rétrécissement aortique (RA) serré* et réponse anormale à l'épreuve d'effort	▶ RA sévère et chirurgie de pontage, chirurgie de l'aorte ascendante ou d'une autre valve cardiaque (grade : IC)
▶ RA serré* et fraction d'éjection ventriculaire gauche (FEVG) < 50%	▶ Patient asymptomatique avec RA sévère et FEVG < 50% sauf si cela est dû à une autre étiologie (grade : IC)
▶ RA serré* et chirurgie extracardiaque programmée à risque intermédiaire ou élevé	
▶ RA serré* et autre chirurgie cardiaque indiquée	▶ Patient asymptomatique avec RA sévère et résultats de test à l'effort anormaux avec apparition de symptômes (grade : IC)
▶ RA serré* et désir de grossesse si gradient ventricule gauche –aorte (VG–AO) > 50 mm Hg	
	▶ Patient asymptomatique avec RA sévère et résultats de test à l'effort anormaux avec diminution de la pression artérielle sous l'état basal (grade : IIaC)
Indications discutées	
▶ RA très serré (surface aortique effective indexée < 0,3 cm²/m², gradient moyen VG-AO > 100 mm Hg et/ou hypertrophie ventriculaire gauche sévère)	▶ Patient avec RA modéré** et chirurgie de pontage, chirurgie de l'aorte ascendante ou d'une autre valve cardiaque (grade : IIaC)
▶ RA serré* avec calcifications valvulaires importantes et progression rapide de la sténose (augmentation de la Vmax aortique > 0,3 m/s/an)	
▶ RA serré* et arythmie ventriculaire complexe	▶ Patient asymptomatique avec RA sévère et une calcification de la valve modérée à sévère et une augmentation du pic de vélocité ≥ 0,3 m/s/an (grade : IIaC)
▶ RA moyennement serré (0,6 à 0,8 cm²/m²) et chirurgie de pontage	
	▶ RA avec un gradient < 40 mm Hg et une dysfonction ventriculaire gauche avec réserve contractile (grade : IIaC)
Patient symptomatique	
Indication formelle	
▶ RA serré*	▶ Patient asymptomatique avec RA sévère et résultats de test à l'effort anormaux avec arythmie ventriculaire (grade : IIbC)
Indication admise	
▶ RA moyennement serré en l'absence d'autre cause plausible de la présence des signes fonctionnels ou si FEVG < 50% non expliquée par une autre étiologie (ischémique)	▶ Patient asymptomatique avec RA sévère et hypertrophie du ventricule gauche (≥ 15 mm) sauf si cela est dû à l'hypertension (grade : IIbC)
Indications discutées	
▶ RA moyennement serré (0,6 à 0,8 cm²/m²) et chirurgie de pontage	▶ RA avec un gradient < 40 mm Hg et une dysfonction ventriculaire gauche sans réserve contractile (grade IIbC)
▶ RA serré* si risque opératoire élevé (âge > 80 ans et comorbidité)	
*RA serré → Surface aortique effective indexée < 0,5 cm²/m² et/ou gradient VG-AO > 50 mm Hg.	***RA modéré → Surface aortique effective indexée comprise entre 0,6 et 0,9 cm²/m² ou gradient VG-AO compris entre 30 et 50 mm Hg. Jugement clinique indispensable.*

Les indications actuelles, consensuelles et reconnues par l'équipe d'experts ayant participé à la rédaction du rapport d'évaluation de l'HAS sur les bioprothèses aortiques implantées par voie transartérielle ou transapicale, sont en faveur du TAVI dans les cas suivants : « Patient avec sténose aortique sévère symptomatique contre-indiqué à la chirurgie ou à haut risque chirurgical.

Le risque chirurgical est évalué lors d'une réunion multidisciplinaire prenant en compte les scores de risque opératoire (Euroscore logistique ≥ 20% ou STS ≥10%) et les comorbidités. »

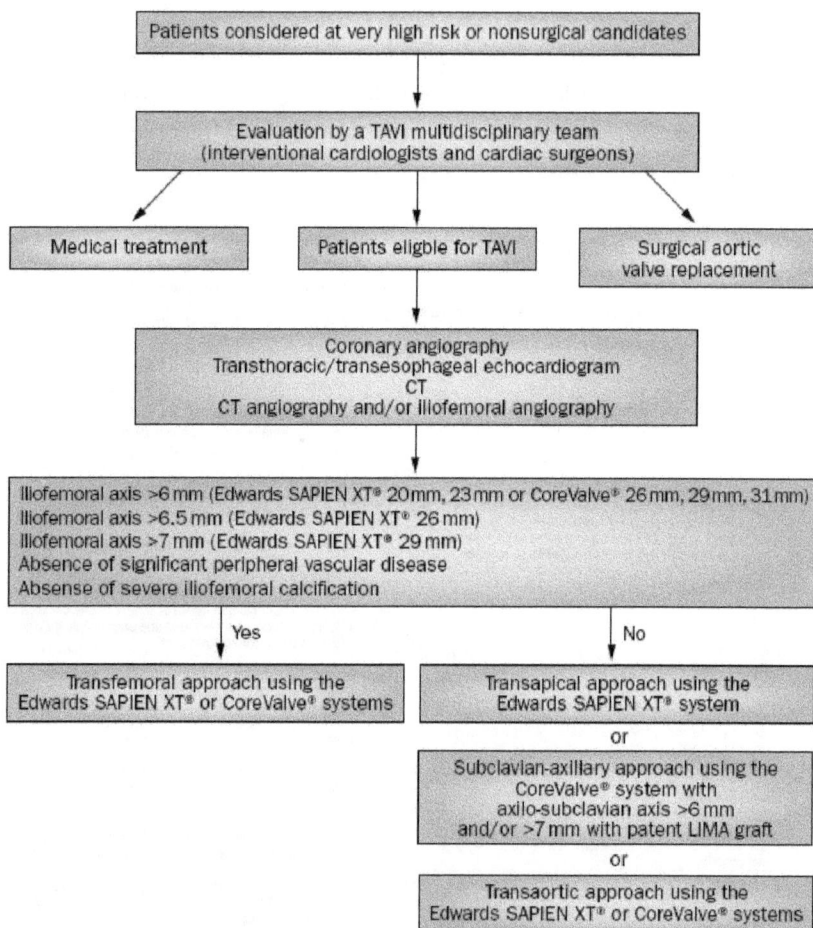

Algorythme 1 - Arbre décisionnel pour un patient avec RA serré et candidat à une endovalve

Actuellement, le parcours de soins s'organise comme décrit ci dessus. Le patient est discuté dans le cadre d'une réunion multidisciplinaire (Heart team) associant cardiologues interventionnels et chirurgiens cardiaques afin de proposer une procédure TAVI. Puis, selon les résultats du bilan pré implantation, la voie d'abord est choisie.

1.2.2 Non indications et contre indications

Au vu des résultats du registre France 2 [38], ces même experts ont retenus comme non-indications ou contre indications au TAVI les situations suivantes :

▶ Le refus de la chirurgie de remplacement valvulaire aortique par ces patients constitue une non-indication à la technique de remplacement valvulaire aortique par voie transartérielle ou transapicale ;

▶ Les patients ayant une espérance de vie inférieure à 1 an compte tenu de facteurs extracardiaques (comorbidités) ne sont pas éligibles à la technique (non-indication) ;

▶ Les patients ayant un diamètre d'anneau inapproprié, un thrombus, une masse ou des végétations intracardiaques ne doivent pas bénéficier de l'implantation d'une bioprothèse valvulaire aortique (contre indication formelle reconnue au marquage CE des deux types de valves disponibles).

En termes de contre-indications relatives, la technique ne doit pas être réalisée chez les patients ayant une valve native bicuspide [43,44] ou une bioprothèse préexistante.

La voie transfémorale ne doit pas être envisagée en cas d'aorte porcelaine, de tortuosités importantes ou d'athérosclérose de l'aorte ascendante. De même, pour la voie transapicale, tout antécédent de chirurgie du ventricule gauche avec un patch, un péricarde calcifié, une insuffisance respiratoire massive ou la non-accessibilité de la pointe du ventricule gauche constituent des contre-indications.

1.2.3. Intervenants – Site d'implantation

Un staff multidisciplinaire composé de chirurgiens cardiaques, de cardiologues interventionnels, de radiologues et d'anesthésistes, sélectionne les patients candidats à une procédure TAVI. Ces derniers ont au préalable été diagnostiqués comme étant porteur d'une sténose aortique serrée symptomatique et contre indiqués pour un remplacement valvulaire aortique chirurgical conventionnel.

La procédure se déroule le plus souvent en salle de cathétérisme interventionnel en présence d'un chirurgien cardiaque et de son aide opératoire, d'un cardiologue interventionnel, d'un radiologue et d'un anesthésique entraîné à la chirurgie cardiaque, en conditions d'asepsie comparable à celle d'un bloc opératoire. Les autres sites d'implantation peuvent être un bloc opératoire équipé de matériel d'imagerie performant ou idéalement une salle hybride.

Les patients sont surveillés soit en secteur de soins intensifs cardiologiques soit en réanimation chirurgicale pendant 24-48 heures post implantation, puis dans un service de cardiologie médicale en cas de procédure transfémorale et en service de chirurgie cardiaque en cas de voie transapicale ou transaortique le temps du séjour.

1.2.4. Endoprothèses valvulaires actuelles

Actuellement, deux endovalves sont disponibles pour l'implantation percutanée aortique : l'Edwards SAPIEN XT Edwards Lifesciences Inc., Irvine, California) et la Corevalve Accutrack (Medtronic Inc., Minneapolis, Minn).

Corevalve Revalving System Accutrack

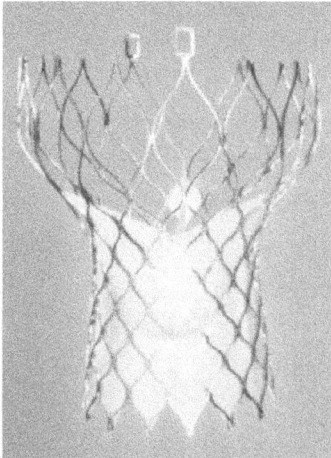

Composée de péricarde porcin disposé en trois feuillets et monté sur une ossature en nitinol autoexpansible, cette endovalve nécessite l'utilisation d'un cathéter de 18 French quelque soit la taille de la bioprothèse ou la voie d'abord choisie. Outre cet avantage de taille d'introducteur, elle était jusqu'à récemment la seule à être disponible en taille 29 mm, et présente l'intérêt d'être recapturable en cas de mauvais positionnement, mais uniquement si le déploiement n'est pas achevé.

10

Edwards SAPIEN XT Transcatheter Heart Valve

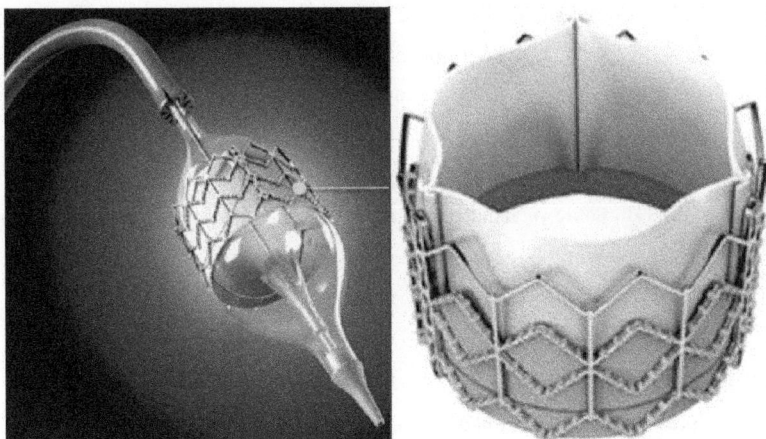

Issue de la valve Edwards PERIMOUNT Magna Ease, elle se compose d'une valve biologique à 3 feuilets en péricarde bovin montée sur un stent radio opaque en alliage chrome-cobalt et d'un manchon de tissu en polyéthylène téréphtalate. Le tout est "crimpé" sur un ballonet gonflable et introduit au travers d'un cathéter de diamètre externe variable selon la taille prothétique (initialement 22 à 24 French pour le système RETROFLEX par voie transfémorale, et de 24 French pour le cathéter ASCENDRA en cas de voie transapicale ou transaortique). Actuellement, le cathéter NOVAFLEX transfémoral est de 16 French pour les valves de 20 et 23mm, de 18 French pour les valves de 26 mm et de 20 French pour les valves de 29mm (eSHEATH®, Edwards Lifesciences Corporation). La valve est désormais disponible dans les diamètres 20, 23, 26 et 29 mm, n'est pas recapturable mais bénéficie d'un largage plus précis.

Dans les différentes études réalisées en comparatif sur les deux dispositifs, il n'a pas été montré de différences en terme de morbimortalité, hormis sur l'incidence de pose de pacemaker définitif en post procédure en défaveur de la Corevalve. Pour autant, l'HAS ne retient pas d'indication préférentielle de la valve Edwards SAPIEN XT sur la Corevalve.

1.2.5 Techniques actuelles

Il existe actuellement deux techniques d'implantation empruntant principalement cinq voies d'abord possibles.

Nous décrirons essentiellement les voies d'abord utiles au déploiement des endovalves Edwards SAPIEN et SAPIEN XT, à savoir la voie transfémorale, la voie transapicale, la voie transseptale et la voie transaortique. Les voies transsous-clavière et transcarotidienne ne seront pas abordées.

Les patients reçoivent au préalable une dose de charge de clopidogrel et d'aspirine associées à un gramme de cefazoline une heure avant la procédure réalisée en salle de cathétérisme. L'implantation de la prothèse est toujours précédée de l'administration de 100 UI/kg d'héparine.

Technique rétrograde

Elle est réalisée lors de l'utilisation des voies d'abord transfémorale, trans sous-clavière et transaortique directe. L'endovalve est implantée après cathétérisme rétrograde de l'orifice sténosé et valvuloplastie au ballonnet.

Voie transfémorale

Une ponction de la veine fémorale droite permet l'introduction d'une sonde de stimulation ventriculaire, placée dans le ventricule droit et testée. Après ponction de l'artère fémorale gauche, la réalisation d'un cross over à travers un désilet de 5 French et la mise en place d'une sonde pigtail dans la fémorale commune controlatérale permettent une ponction artérielle optimale du côté droit. Après cette dernière, un système Prostar® (ProStar Suture-Mediated Closure, Abbott laboratories, Abbot Park, Illinois, USA) est mis en place puis est introduit le cathéter de l'endovalve. Après montée d'une sonde pigtail dans l'aorte ascendante, et choix de l'incidence optimale de pose, le cathétérisme rétrograde de l'orifice valvulaire est réalisé à l'aide d'une sonde de Judkins montée sur guide Terumo® 0,035" (Terumo Cardiovascular Systems Corporation, Ann Arbor, Michigan, USA). Puis, un échange de guide sur sonde pour un guide rigide type Amplatz® permet l'introduction d'un ballonet à travers l'orifice aortique et une valvuloplastie est effectuée sous pacing rapide. L'endovalve est alors montée au travers de l'orifice aortique et déployée lors d'une nouvelle stimulation ventriculaire rapide.

Le contrôle immédiat du bon fonctionnement de la prothèse est assuré par angiographie ainsi que par échographie transoesophagienne en cas d'anesthésie générale. La procédure s'achève par la fermeture percutanée artérielle de l'artère fémorale droite grâce au système Prostar® et par compression manuelle de l'autre côté.

La voie transfémorale est actuellement utilisée en première intention en l'absence de contre indication.

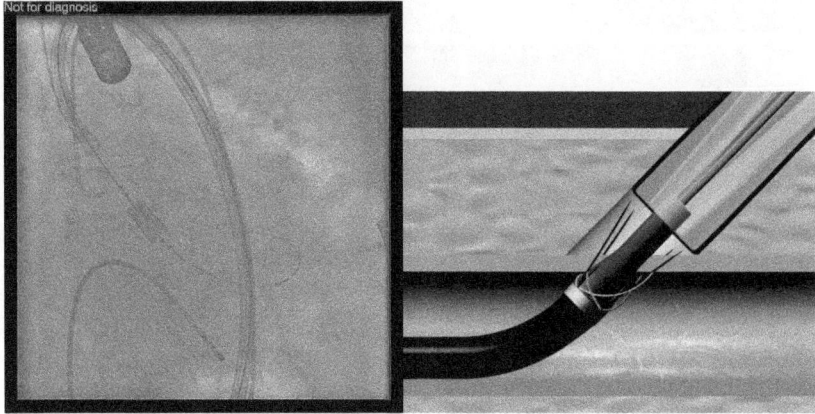

Voie transaortique directe

La voie transaortique s'effectue par une mini sternotomie après incision cutanée d'environ 6 cm. Une ponction directe du haut de l'aorte ascendante, au travers de deux bourses chirurgicales, permet le cathétérisme direct rétrograde de l'orifice valvulaire aortique à l'aide d'un guide Terumo. Celui ci est échangé sur sonde par un guide rigide type Amplatz® sur lequel est monté l'introducteur de l'endovalve enfoncé à 2-3 cm. Le déploiement de la prothèse se fait sous rapid pacing après valvuloplastie au ballon. La fermeture de l'abord se fait par deux fils d'acier sternaux, un plan musculaire, un plan sous cutané et un surjet intradermique.

La voie transaortique directe a initialement été utilisée avec le système Corevalve Medtronic mais elle est désormais décrite pour les deux dispositifs [44]. Ses contre indications sont une aorte porcelaine vraie et un antécédent de chirurgie cardiaque.

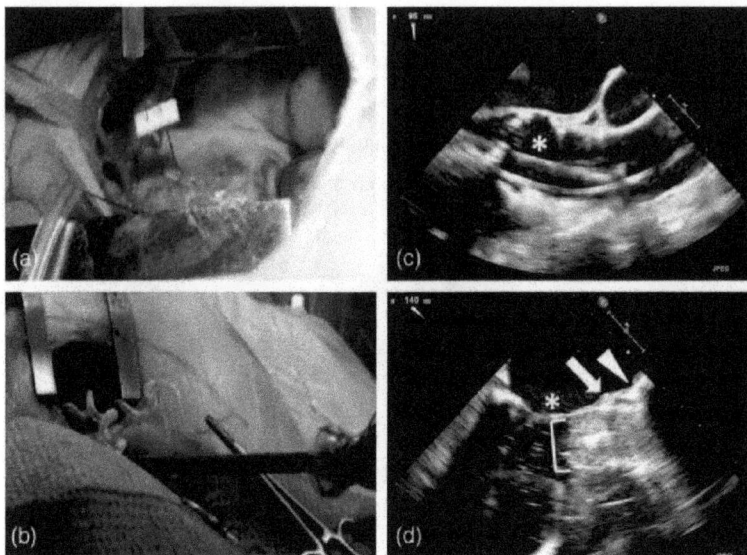

Verhoye JP, Lapeze J, Anselmi A, Donal E. Association of transaortic approach and transoesophageal echocardiography as the primary imaging technique for improved results in transcatheter valve implantation. Interact Cardiovasc Thorac Surg 2012 Jul 17.

Technique antérograde

Elle est réalisée lors de l'utilisation de la voie transseptale et de la voie transapicale.

Voie transapicale

Une sonde de stimulation ventriculaire droite et une sonde pigtail dans l'aorte ascendante sont introduites comme précédemment décrit. Une mini-thoracotomie antérieure gauche est réalisée dans le 4e espace intercostal, et l'abord de la pointe du ventricule gauche se fait après suspension du péricarde. L'introduction du cathéter porteur de l'endovalve, au travers d'une double bourse pledgettée, se fait après franchissement antérograde de l'orifice aortique par un guide Terumo® échangé ensuite sur sonde par un guide rigide type Amplatz®. L'implantation de l'endovalve, après valvuloplastie au ballon, se fait sous rapid pacing ainsi que le retrait de l'introducteur du ventricule gauche après contrôle échographique du bon fonctionnement prothétique. L'abord thoracique est fermé par un plan musculaire, un plan sous cutané et un surjet intradermique. Une compression manuelle est réalisée au niveau des scarpas.

14

Les indications de la voie transapicale sont les contre indications de la voie transfémorale, à savoir principalement les problèmes d'accès aortoiliaque due à une artériopathie sévère.

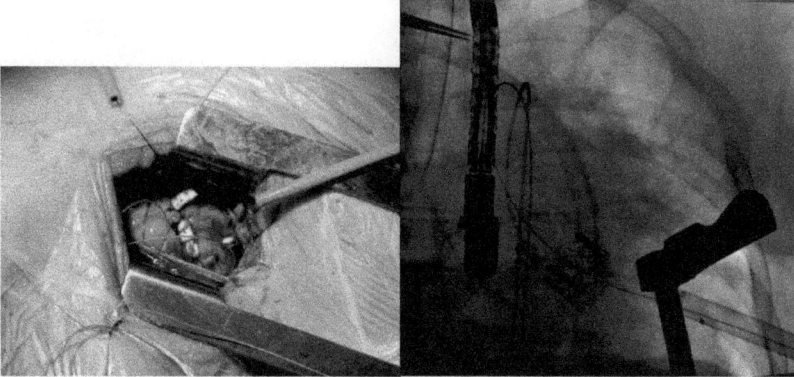

Voie transseptale

Le cathététisme transseptal, par ponction première de la veine fémorale, permet le franchissement antérograde de la valve mitrale et de la valve aortique sténosée. On réalise comme précédemment décrit une dilatation au ballonet de la valve aortique. Le déploiement s'effectue sous rapid pacing et le cathéter est retiré de la veine fémorale. S'en suit une compression manuelle au niveau crural sans recours à un système de fermeture vasculaire percutanée.

Cette voie n'est utilisée que par certaines équipes, notamment celle du Pr Cribier, et nécessite la maîtrise parfaite du cathétérisme transseptal.

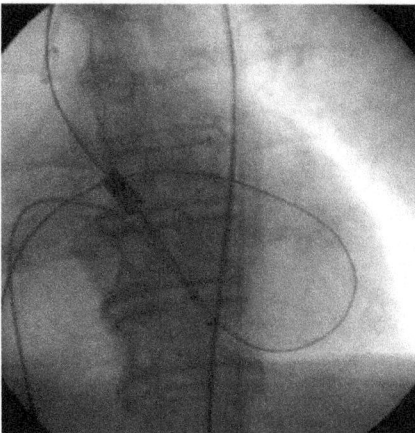

2. Matériels et méthodes

2.1 Population étudiée

Il s'agit d'une étude rétrospective monocentrique incluant 88 patients opérés au CHU de Lyon à l'Hôpital Cardiologique Louis Pradel. Les patients porteurs d'un rétrécissement aortique serré symptomatique étaient sélectionnés selon les critères retenus par la Haute Autorité de Santé (HAS). L'objectif de cette étude est d'évaluer les résultats sur notre série à 1 an de l'implantation percutanée de bioprothèses aortiques Edwards SAPIEN (Edwards Lifesciences Inc., Irvine, California) par voie transfémorale, transapicale ou transaortique directe. Notre étude rapporte l'activité TAVI de l'équipe sur la période de mai 2009 à mai 2012.

2.2 Bilan pré implantation

Les patients avaient tous eu un bilan pré-implantation comprenant une échographie cardiaque trans-thoracique diagnostique, une coronarographie ainsi qu'un angioscanner de l'aorte complète et des vaisseaux iliofémoraux. Ce dernier permet de rechercher des calcifications et/ou des tortuosités majeures pouvant contre indiquer l'implantation percutanée, de mesurer le calibre des artères iliaques et de l'anneau aortique ainsi que la hauteur des ostias coronaires par rapport au plan annulaire. Le reste du bilan comprenait une biologie préopératoire et un électrocardiogramme de référence.

2.3 Techniques et types de prothèses utilisées

Les techniques d'implantation ont été soit l'utilisation de la voie transfémorale en première intention, soit la voie transapicale en cas de contre indication à cette dernière, soit de façon anecdotique et récente la voie transaortique directe. L'utilisation d'un abord chirurgical de l'artère fémorale était jugée nécessaire au cas par cas. En cas

16

d'approche percutanée, un système de fermeture artérielle percutanée (Prostar XL, Abbott) était utilisé.

L'implantation était précédée systématiquement d'une valvuloplastie au ballon comme décrit précédemment. Un rapid-pacing par sonde ventriculaire droite était effectué durant la valvuloplastie et l'implantation.

Tous les patients recevaient une dose d'Aspirine (160 mg/jr) et de clopidogrel (dose de charge de 300 mg puis 75 mg/jr) pendant 1 mois puis Aspirine seule par la suite.

L'anesthésie était soit locale soit générale selon la voie d'abord choisie ou la nécessité d'un abord chirurgical fémoral.

Le type de prothèse utilisé était initialement la bioprothèse aortique Edwards SAPIEN, puis depuis septembre 2010, la bioprothèse Edwards SAPIEN XT qui diffère de la précédente par la composition en chrome-cobalt de son stent. Trois tailles de prothèses ont été utilisées (23, 26, et 29mm) pour des anneaux aortiques mesurés entre 18 et 27 mm. Les modèles 23 et 26 mm peuvent être implantés par voie fémorale (Cathéter Rétroflex 3 de 22-24 Fr puis Novaflex en 18 Fr) , par voie transapicale ou transaortique directe (Cathéter Ascendra de 24 Fr). La prothèse de taille 29mm requiérait une voie transapicale ou transaortique (elle est depuis Juin 2012 disponible pour la voie transfémorale).

2.4 Critères de jugement

Le critère de jugement principal était la mortalité toute cause confondue à 1 mois, 6 mois, et 1 an. La mortalité de cause cardiovasculaire était aussi étudiée séparément.

Les critères secondaires de sécurité étaient les évènements cardiovasculaires, les accidents vasculaires cérébraux, la nécessité de recours à une chirurgie cardiaque ou vasculaire en urgence, et la classe fonctionnelle NYHA.

Les critères secondaires d'efficacité étaient le taux de succès d'implantation et les complications sur la base des critères du Valve Academic Research Consortium (VARC) [89].

La sévérité des fuites aortiques étaient côtées de 0 à 4.

2.5 Facteurs de risques chirurgicaux

Nous avons évalué les patients selon deux scores de risque prédictif chirurgical, à savoir le Society of Thoracic Surgeons Score (ou STS score) et le Logistic Euroscore. Un STS score > 10 et/ou un Logistic Euroscore > 20 étaient considérés comme représentant un très haut risque chirurgical.

2.6 Analyses statistiques

Les valeurs absolues, les pourcentages et les moyennes étaient calculées pour présenter la population. Un test de Chi2 ou un test exact de Fisher étaient utilisés en cas de variable qualitative. Un test de Student était nécessaire en cas de distribution normale du critère. Un test de Mann-Witney et l'utilisation des médianes a été effectuée en cas de distribution non normale du critère étudié. L'analyse de Kaplan-Meier a été utilisée pour étudier la survie des populations. Nous avons utilisé une analyse univariée pour rechercher des facteurs prédictifs de mortalité à 1 an. Une valeur de p<0,05 était retenue pour conclure à une significativité statistique. Tous les tests ont été réalisés à l'aide du logiciel StatView (SAS Institute Inc., Cary, North Carolina, USA).

3. Résultats

3.1 Caractéristiques des patients

Pour un souci de comparabilité, les résultats ont été présentés sur le modèle de l'article paru dans le New England Journal of Medicine en Mai 2012 pour l'exposé du registre FRANCE 2. [39]

De mai 2009 à mai 2012, un total de 88 patients bénéficièrent d'une procédure TAVI dans notre équipe. Cependant, pour la comparaison entre voie fémorale et apicale, l'analyse n'était portée que sur 86 malades, en excluant les 2 patients de la population transaortique.

La médiane de suivi était de 379 jours et le suivi était parfaitement complet pour 55 patients à 1 an.

51% des patients étaient des hommes dans la population globale avec une prévalence supérieure dans la population transapicale (TF 39,6% vs TAp 68,4%, p=0,0146) et l'âge médian était de 83,4 ans (IQ 25-75% : 77,4-87,4).

Le caractère serré du rétrécissement aortique était confirmé dans tous les cas avec un gradient moyen à 46,4±14 mmHg et une surface valvulaire indexée à 0,42±0,1 cm2/m2. La fraction d'éjection du ventricule gauche était de 53±12,7% sans différence significative entre les voies d'abord.

Le Logistic Euroscore moyen était de 22±10,5 % dans la population globale avec une moyenne plus élevée dans la population transapicale (TF 18,8±8,9 vs TAp 25,8±11,5, p=0,002) et le STS score était de 5,43±3,2 % avec là aussi une moyenne supérieure pour les transapicales (TF 4,7±2,3 vs TAp 6,09±3,7, p=0,0357).

Quarante et un patients (46,6%) avaient un Logistic Euroscore inférieur à 20 mais présentaient un antécédent incompatible ou à risque pour une chirurgie conventionnelle ; à savoir un clampage aortique impossible (12,5%), un thorax hostile (38,6%) soit par antécédent de chirurgie cardiaque (26,1%) soit par antécédent d'irradiation médiastinale (14,8%) - 20,5% des patients avaient des antécédents de chirurgie de pontages aortocoronariens perméables au moment du TAVI - , ou enfin une insuffisance respiratoire chronique, tous ces critères n'étant pas inclus dans le calcul des risques prédictifs chirurgicaux STS ou Euroscore.

Il existait une différence significative entre les populations fémorale et apicale en terme de coronaropathie, aussi bien sur la notion d'une maladie coronaire connue (TF 37,5% vs TAp 63,2%, p=0,0318) que sur le critère d'antécédent de pontages coronariens (TF 12,5% vs TAp 31,6%, p=0,05).

Une artériopathie oblitérante des membres inférieurs était statistiquement plus fréquente chez les patients transapicaux (TF 16,7% vs TAp 65,8%, p<0,0001), ainsi que la présence de calcifications aortiques majeures (TF 0 vs TAp 26,3%, p=0,0001). En revanche les déformations thoraciques n'étaient présentes que chez les transfémoraux (TF 12,5% vs TAp 0, p=0,0319).

Une insuffisance rénale chronique sévère (Clairance de Créatinine < 30mL/min) était présent chez 20 patients (22,7%) sans différence entre les populations transfémorale ou transapicale.

Le reste des antécédents étudiés ne montrait pas de différence significative entre les patients quelque soit la voie d'abord choisie.

69 patients (78,4%) étaient en classe fonctionnelle NYHA supérieure ou égale à 3 sans différence entre les voies (TF 77,1% vs TAp 81,6%, p=0,808).

4 patients (4,5%) avaient opté pour le TAVI par refus pour la chirurgie conventionnelle. Aucun patient n'avaient une espérance de vie estimée à moins de 1 an.

Tableau 1 - Caractéristiques de la population globale

Caractéristiques de la population	
Caractéristiques	Population n= 88
Age	83,4 (77,4-87,4)
Genre (% hommes)	45 (51%)
Society of Thoracic Surgeons Score - STS score %	5,43±3,2
Logistic Euroscore	22±10,5
Classe NYHA III ou IV - no./ no total (%)	69/88 - (78,4)
Antécédents %	
Coronariens	48,9
Infarctus ancien	27,3
Chirurgie cardiaque antérieure	26,1
ATCD de pontages coronariens	20,5
Accident vasculaire cérébral	9,1
Anévrysme de l'aorte abdominale	5,7
Artériopathie oblitérante des membres inférieurs	37,5
Bronchopneumopathie chronique obstructive	34,1
Insuffisance rénale chronique (Clair. Créat < 30mL/min)	22,7
Insuffisance rénale dialysée	0
Fibrillation atriale	36,4
Pacemaker	9,1
Hypertension artérielle pulmonaire	28,4
Echographie préimplantation	
Surface de l'orifice aortique indexée - cm2/m2	0,42±0,1
Gradient moyen - mmHg	46,41±14
Fraction d'éjection du ventricule gauche %	53,02±12,7
FEVG < 30% - no./no. Total (%)	2/88 (2,3)
Insuffisance aortique modérée à sévère no./no. Total %	29/88 - 33%
Prothèse aortique en place no./no. Total %	0
Espérance de vie < 1 an no./no. Total %	0
Refus de la chirurgie no./no. Total (%)	4/88 (4,5)
Indication TAVI	
Impossibilité de clampage aortique %	12,5
Thorax hostile %	38,6
ATCD d'irradiation médiastinale %	14,8
Déformation thoracique %	6,8
Nombre d'OAP dans l'année précédant le TAVI	0,7±0,8

21

Tableau 2 - Caractéristiques de la population en fonction de la voie d'abord

Caractéristiques de la population selon la voie d'abord			
Caractéristiques	Transfémorale n=48	Transapicale n=38	Transaortique n=2	P value
Age	83,4±10,2	83,0±8,4	85,6±1,1	0,787
Genre (% hommes)	19/48 (39,6)	26/38 (68,4)	0/2 (0)	0,0146
Society of Thoracic Surgeons Score - STS score %	4,7±2,3	6,09±3,7	11,1±4,1	0,0357
Logistic Euroscore	18,8±8,9	25,8±11,5	21,5±0,7	0,002
Classe NYHA III ou IV - no./ no total %	37/48 (77,1)	31/38 (81,6)	1/2 (50)	0,808
Antécédents no./no. Total %			
Coronariens	37,5	63,2	50	0,0318
Infarctus ancien	18,8	39,5	0	0,0593
Chirurgie cardiaque antérieure	20,8	34,2	0	0,25
ATCD de pontages coronariens	12,5	31,6	0	0,0584
Accident vasculaire cérébral	6,3	13,2	0	0,457
Anévrysme de l'aorte abdominale	4,2	7,9	0	0,651
Artériopathie oblitérante des membres inférieurs	16,7	65,8	0	<0,0001
Bronchopneumopathie chronique obstructive	33,3	36,8	0	0,911
Insuffisance rénale chronique	20,8	22,9	100	0,961
Insuffisance rénale dialysée	0	0	0	
Fibrillation atriale	29,2	42,1	100	0,306
Pacemaker	12,5	2,6	50	0,127
Hypertension artérielle pulmonaire	35,4	21,1	0	0,223
Echographie préimplantation			
Surface de l'orifice aortique indexée- cm2/m2	0,42±0,11	0,43±0,09	0,22	0,647
Gradient moyen - mmHg	46,7±15,18	45,5±12,7	56±4,24	0,595
Fraction d'éjection du ventricule gauche %	53,8±12,6	51,8±13,2	57,5±3,5	0,476
FEVG < 30 % no./no. Total (%)	1/48 (2,1)	1/38 (2,6)	0	
Insuffisance aortique modérée à sévère no./no. Total %	17/48 (35,4)	10/38 (26,3)	2/2 (100)	0,503
Prothèse aortique en place no./no. Total %	0	0	0	
Espérance de vie < 1 an no./no. Total %	0	0	0	
Calcifications aortiques sévères %	0	26,3	0	0,0001
Antécédents d'irradiation thoracique %	20,8	7,9	0	0,132
Déformation thoracique	12,5	0	0	0,0319

22

3.2 Caractéristiques procédurales

Toutes les procédures ont été réalisées en salle de cathétérisme interventionnel en conditions d'asepsie proches de celles d'un bloc opératoire. L'approche d'implantation a été transfémorale dans 48 cas (54,5%), transapicale dans 38 cas (43,2%) et transaortique dans 2 cas (2,3%). Une anesthésie générale a été nécessaire dans 65,9% des cas (37,5% dans les transfémorales). Un système de fermeture artérielle percutanée a été utilisé dans 72,9% des cas lors d'une approche transfémorale (Tableau 4). Le taux de succès d'implantation a été de 96,6% dans la population globale avec une tendance vers la différence significative entre transfémorale et transapicale (TF 100% vs TAp 92,1 %, p=0,0824) (Tableau 3). Trois patients ont reçu 2 endovalves dans la même procédure et 2 conversions pour une chirurgie classique ont été nécessaires. Deux obstructions coronaires dont 1 fatale étaient imputées à la procédure.

La durée de séjour hospitalier a été de 14,2±9,3 jours en moyenne et 11,5 jours (IQ 25-75 %: 8-17) en médiane, sans différence significative entre les voies d'abord.

Tableau 3 - Résultats en fonction de la voie d'abord

Résultats selon la voie d'abord				
Résultats	Population totale	Transfémorale (n=48)	Transapicale (n=38)	P value
Succès d'implantation no. (%)	96,6	100	92,1	0,0824
Durée d'hospitalisation - jours	11,5 (8-17)	11,0±6,8	13,0±11,4	0,429
Décès - no (%)				
À 30 jours				
Toute cause	9/88 (10,2)	3/48 (6,3)	6/38 (15,8)	0,175
De cause cardiovasculaire	5/88 (5,7)	2/48 (4,2)	3/38 (7,9)	0,658
À 6 mois				
Toute cause	12/88 (13,6)	3/48 (6,3)	8/38 (21,1)	0,054
De cause cardiovasculaire	7/88 (8,0)	2/48 (4,2)	4/38 (10,5)	0,398
À 1 an				
Toute cause	17/88 (19,3)	7/48 (14,6)	9/38 (23,7)	0,424
De cause cardiovasculaire	8/88 (9,1)	2/48 (4,2)	5/38 (13,2)	0,232
Décès - no (%) au moment de l'étude	20/88 (22,7)	8/48 (16,7)	11/38 (28,9)	0,270
Implantation d'une 2ème valve no./no. total%	3/88 (3,4)	0	3/38 (7,9)	0,0824
Conversion chirurgie standard - no. %	3/88 (3,4)	1/48 (2,1)	2/38 (5,3)	0,581
Fuite paraprothétique à 30 jours no./no. Total étudiées (%)				
Grade 0	26/65 (40)	12/39 (30,8)	14/25 (56,0)	0,0811
Grade 1	29/65 (44,6)	19/39 (48,7)	9/25 (36,0)	0,457
Grade 2	10/65 (15,4)	8/39 (20,5)	2/25 (8,0)	0,292
Grade 3	0	0	0	0
Grade 4	0	0	0	0
Fuite paraprothétique à 6 mois no./no. Total étudiées (%)				
Grade 0	14/45 (31,1)	7/26 (27)	7/19 (36,8)	0,701
Grade 1	24/45 (53,4)	13/26 (50)	11/19 (57,9)	0,824
Grade 2	5/45 (11,1)	5/26 (19,2)	0	0,0633
Grade 3	1/45 (1,2)	0	1/19 (5,3)	0,422
Grade 4	1/45 (1,2)	1/26 (3,8)	0	1

24

Tableau 4 - Résultats en fonction de la voie d'abord

Résultats selon la voie d'abord				
Résultats	Population totale	Transfémorale (n=48)	Transapicale (n=38)	P value
Fuite paraprothétique à 1 an no./no. Total étudiées (%)				
Grade 0	16/34 (47,1)	10/18 (55,6)	6/16 (37,5)	0,478
Grade 1	15/34 (44,1)	7/18 (38,9)	8/16 (50)	0,76
Grade 2	3/34 (8,8)	1/18 (5,5)	2/16 (12,5)	0,59
Grade 3	0	0	0	nc
Grade 4	0	0	0	nc
Complications à 1 an - no. %				
AVC				
Majeur	3/88 (3,4)	0	3/38 (7,9)	0,0824
Mineur	1/88 (1,1)	0	1/38 (2,6)	0,441
Infarctus du myocarde	5/88 (5,7)	2/48 (4,2)	3/38 (7,9)	0,65
Nécessité de transfusion	31/88 (35,2)	18/48 (37,5)	12/38 (31,6)	0,73
Complication vasculaire no./no. Total (%)	15/88 (17)			
Majeure (Traitement chirurgical ou endovasculaire)	11/88 (12,5)	9/48 (18,8)	2/38 (5,3)	0,102
Abord percutané homolatéral à la complication no./no. Total (%)		12/13 (92,3)	nc	nc
Mineure	4/88 (4,6)	4/48 (8,3)	0	0,126
Implantation d'un pacemaker	19/88 (21,6)	9/48 (18,8)	10/38 (26,3)	0,498
Migration d'endovalve	3/88 (3,4)	1/48 (2,1)	2/38 (5,3)	0,581
Anesthésie générale	58/88 (65,9)	18/48 (37,5)	38/38 (100)	<0,00001
Utilisation de Prostar		35/48 (72,9)		
Endocardite sur endovalve	1/88 (1,1)	1/48 (2,1)		

3.3 Critère de jugement principal à 30 jours

La mortalité précoce à 30 jours était de 10,2% (n=9) sans différence significative entre les voies d'abord (TF 6,3% vs TAp 15,8%, p=0,175).

À 30 jours, pour la population globale, la survie selon l'analyse de Kaplan-Meier était de 89,8%.

Les décès directement liés à la procédure sont au nombre de 6, avec 2 tableaux d'embols, une occlusion aiguë du tronc coronaire gauche, une rupture secondaire d'anneau, un trouble du rythme réfractaire et une poussée d'insuffisance cardiaque ischémique chez un patient ayant présenté en per procédure des troubles du rythme sévères.

Les décès liés aux comorbidités sont au nombre de 3 et sont représentés, pour un cas, par un tableau de récidive hémorragique d'une cystite radique opérée, compliqué d'un sepsis et d'insuffisance rénale aiguë. Pour un autre patient, l'état général très dégradé était à l'origine d'un syndrome de glissement avec altération neurologique sévère.

Enfin, un choc septique à point de départ non élucidé, était à l'origine du 3ème décès.

À noter que les implantations de prothèse de taille 29mm étaient grévées d'une mortalité de 26,6%.

Tableau 5 – Analyse de la mortalité précoce à 30 jours

Identité	Nature du décès	Étiologie	Délai depuis TAVI (jrs)	Voie d'abord
GAR.	Cardiovasculaire	Occlusion tronc coronaire gauche par une calcification, fibrillation ventriculaire non récupérée	Per procédure	Apicale
ROC.	Cardiovasculaire	Dissociation éléctromécanique lors de l'implantation	Per procédure	Apicale
ANT.D.	Cardiovasculaire	Défaillance polyviscérale sur embols et FEVG très altérée	3	Apicale
MOR.	Sepsis	Choc septique réfractaire avec défaillance polyviscérale	4	Apicale
GUI.	Cardiovasculaire	Rupture secondaire d'anneau, tamponnade et ACR réfractaire lors de la ponction	4	Fémorale
SAU.	Cardiovasculaire	Défaillance polyviscérale sur pluie d'embols de cholestérol sur anévrysme de l'isthme aortique	6	Fémorale
IAC.	Cardiovasculaire	Arrêt circulatoire sur poussée ischémique à l'extubation non réanimé au vu du contexte	10	Apicale
MIC.	Neurologique	Altération de l'état cognitif sans preuve d'AVC	14	Apicale
FER.	Rénale	Insuffisance rénale dans un contexte de récidive de cystite radique hématurique et sepsis	19	Fémorale

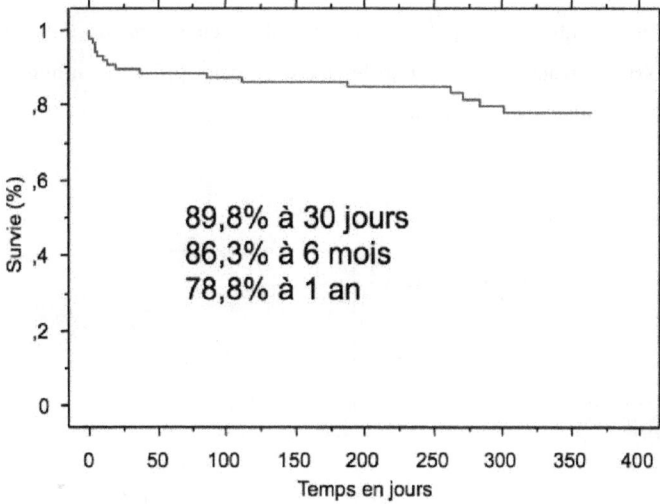

Figure 1 - Analyse de la survie dans la population globale

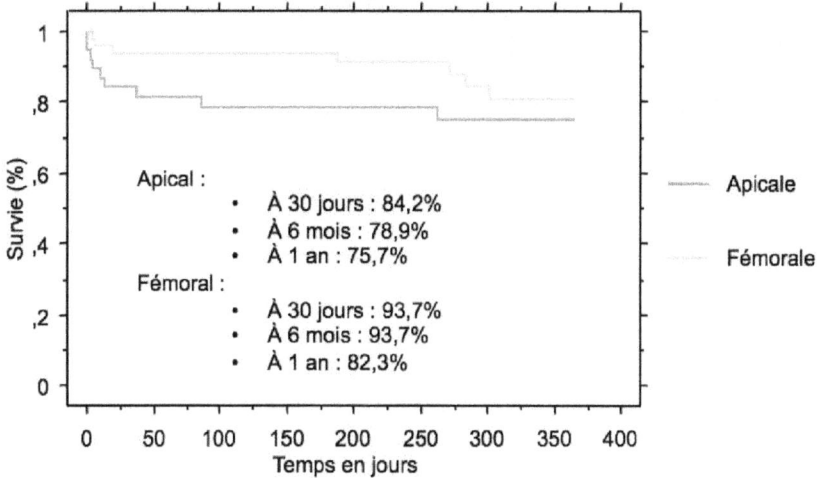

Figure 2 - Analyse de survie en fonction de la voie d'abord

L'analyse des facteurs de risque ne retrouvait pas de différence significative en terme de mortalité précoce ou tardive entre patients coronariens versus non coronariens, qu'ils soient pontés ou non pontés, entre patients se présentant en classe fonctionnelle NYHA≥3 versus NYHA≤2 avant TAVI, ou entre les patients ayant présenté ou non un épisode d'oedème aigu pulmonaire avant l'implantation. (Fig. 6-9)

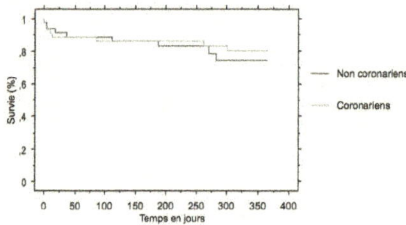

Figure 6 - Analyse de survie en fonction de la présence d'une coronaropathie connue

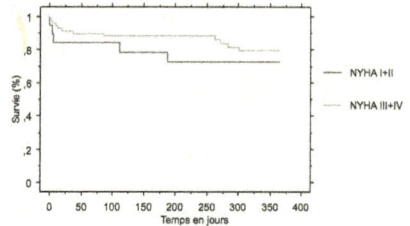

Figure 8 - Analyse de survie en fonction de la classe fonctionnelle NYHA pré TAVI

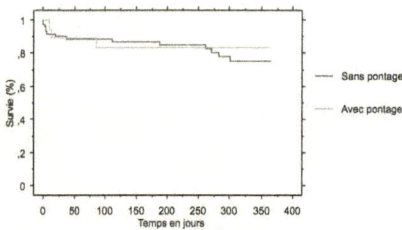

Figure 7 - Analyse de survie en fonction de la présence de pontages coronariens en pré TAVI

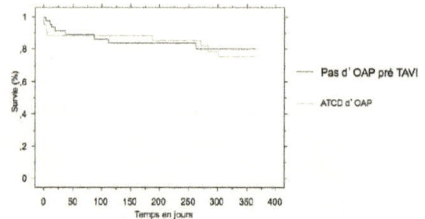

Figure 9 - Analyse de survie en fonction de la survenue d'un oedème aigu pulmonaire en pré-implantation

3.4 Critères de jugement secondaires à 30 jours

À 30 jours, une fuite périprothétique était présente chez 60% des personnes étudiées (39/65), avec un grade 1 chez 44,6% et un grade 2 chez 15,4% des patients (TF respectivement 69,2%-48,7%-20,5% ; TAp respectivement 44%-36%-8%). (Fig. 3)

Population globale

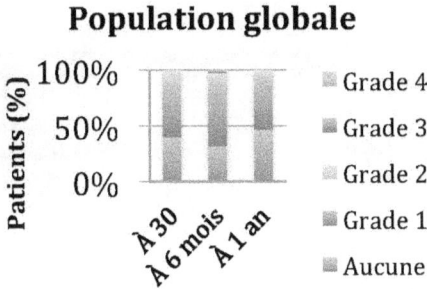

Figure 3 - Analyse des fuites périprothétiques dans la population globale

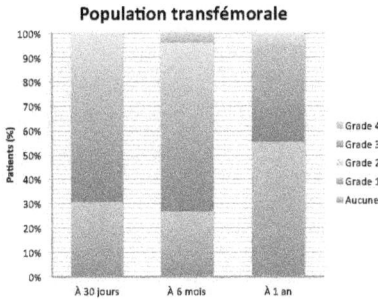

Figure 4 - Analyse des fuites périprothétiques dans les voies transfémorales

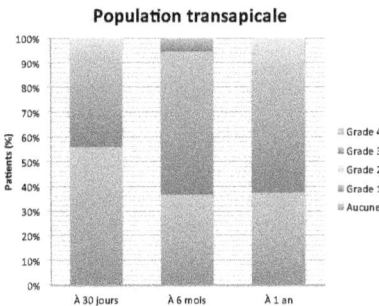

Figure 5 - Analyse des fuites périprothétiques dans les voies transapicales

29

L'incidence des évènements neurologiques était de 4,5% avec 3,4 % d'accidents vasculaires cérébraux majeurs dont un aboutissant au décès. Il existait une tendance vers une différence significative en défaveur de la voie transapicale (TF 0 vs TAp 7,9%, p=0,0824). L'analyse est faite Tableau 6.

Tableau 6 - Analyse des complications neurologiques

Identité	Nature de l'événement	Étiologie	Délai depuis TAVI (jrs)	Issue
MIC.	Syndrome confusionnel	Inconnue	6	Décès
LAH.	AVC ischémique pariétal Dt	ACFA emboligène	2	Séquellaire
LE J.	AVC ischémique gauche	ACFA emboligène	3	Séquellaire
GAL.	Syndrome confusionnel	Inconnue	2	Résolutif

Les complications coronariennes étaient présentes dans 5,7% des cas. L'analyse précise de ces complications est résumée dans le Tableau 7.

Tableau 7 - Analyse des complications coronariennes

Complications coronariennes	Voie	Traitement	Issue	Lien
Sténose TCG par endovalve avec défaillance gauche	Fémorale	Stenting	Sans séquelle	Procédure
Infarctus du myocarde - Tropo +	Apicale	Médical	Sans séquelle	Coronaropathie
STEMI sur marginale distale	Apicale	Pas de stenting	Sans séquelle	Coronaropathie
Angor à distance du TAVI	Fémorale	Stenting IVA proximale	Sans séquelle	Coronaropathie
Occlusion coronaire par une calcification massive	Apicale	MCE non récupéré	Décès	Procédure

Les complications vasculaires étaient présentes à hauteur de 17% avec 12,5% de complications majeures ayant nécessité un traitement endovasculaire ou chirurgical en urgence, avec là une tendance significative contre la voie transfémorale (TF et TAp respectivement 18,8% et 5,3% de complications graves, p=0,102).

À noter que dans les voies transfémorales, 92,5% des complications survenaient du côté homolatéral à l'approche percutanée avec fermeture par Prostar®, et ce sans lien avec une courbe d'apprentissage.

L'analyse précise des complications vasculaires est résumée dans le Tableau 8.

Tableau 8 – Analyse des complications vasculaires

Complications vasculaires	Voie	Type	Traitement
Conversion en apicale car voie fémorale impossible	Fémorale chirurgicale	Majeur	Voie apicale
Ischémie de membre inférieur droit	Fémorale percutanée	Majeur	Plastie fémorale commune
Faux anévrysme fémoral controlat persistant après compression	Fémorale percutanée	Majeur	Mise à plat chirurgicale
Blush artériel fémorale droite homolatéral	Fémorale percutanée	Majeur	Stenting couvert
Occlusion artérielle sur PROSTAR	Fémorale percutanée	Majeur	Plastie fémorale commune
Hématome volumineux du scarpa homolatéral	Fémorale percutanée	Majeur	Réparation artérielle et évacuation de l'hématome
Blush artériel fémorale profonde homolatérale	Fémorale percutanée	Majeur	Embolisation collatérales de l'artère fémorale profonde
Ischémie de membre inférieur droit homolatérale	Fémorale percutanée	Majeur	Embolectomie fémorale
Déglobulisation massive sur abord percutané fémorale	Fémorale percutanée	Majeur	Embolisation collatérales de l'artère fémorale profonde
Ischémie aiguë MIDt sur ATCD de pontage iliofémoral droit	Apicale	Majeur	Embolectomie fémorale
Ischémie aiguë bilatérale des orteils	Apicale	Majeur	Amputation d'orteils
Hématome du scarpa homolatéral	Fémorale percutanée	Mineur	Transfusion
Hématome du scarpa homolatéral, déglobulisation	Fémorale percutanée	Mineur	Transfusion
Hématome du scarpa controlatéral	Fémorale chirurgicale	Mineur	Transfusion
Hématome du scarpa controlatéral	Fémorale percutanée	Mineur	Transfusion

31

L'incidence d'implantation d'un pacemaker définitif en post implantation était de 21,6% dans la population globale, avec une fréquence plus élevée dans les voies transapicales (TF 18,8%, TAp 26,3%, p=0,498) (Tableau 4). La différence n'était cependant pas significative dans notre série.

Les résultats en terme d'évènements néphrologiques retrouvent en post TAVI immédiat 2 hémodialyses au long cours et une insuffisance rénale aiguë non dialysée du fait du contexte et aboutissant au décès. Un patient présentera aussi une insuffisance rénale aiguë en post TAVI mais avec récupération de la fonction rénale et arrêt des dialyses au bout de 7 jours.

Une patiente sera dialysée au 129ème jour post TAVI.

Par ailleurs, il existait une différence entre la créatininémie moyenne de base à 105±59 μmol/L et la créatininémie maximale moyenne à 151±101 μmol/L, soit une augmentation moyenne de 45 μmol/L entre pré et post implantation. Cette différence n'était pas retrouvée en comparant créatininémie de base et créatininémie à 1 mois post TAVI.

Le même raisonnement effectué avec les clairances calculées selon Cockroft et Gault retrouve une clairance moyenne de base à 54,7±29,9 mL/min et une clairance minimale post TAVI à 41,7±26,7 mL/min avec une différence significative (p=0,0032).

Tableau 8 - Analyse des complications néphrologiques

Complications néphrologiques	Voie	Délai	Issue	Lien
Insuffisance rénale aiguë sur IRC	Fémorale	Immédiat	Hémodialyse au long cours	Procédure
Insuffisance rénale aiguë sans IRC préalable	Apicale	Immédiat	Hémodialyse au long cours	Procédure
Insuffisance rénale aiguë sans IRC préalable	Apicale	Immédiat	Hémodialyse 7 jours	Procédure
Insuffisance rénale aiguë sans IRC préalable	Apicale	Immédiat	Décès	Procédure
IRA sur insuffisance ventriculaire droite	Fémorale	129e jour	Dialyse péritonéale	Comorbidités

Dans 3,4% des cas (3 patients), l'implantation s'est compliquée d'une migration de la prothèse dans le ventricule gauche, ce qui a nécessité une chirurgie au bloc opératoire en urgence. Ces complications ont concernées 2 TAVI transapicaux et 1 TAVI transfémoral, et se sont soldées par deux chirurgies conventionnelles de remplacement valvulaire aortique, et par l'explantation de 2 prothèses Edwards par voie transauriculaire gauche sous circulation extracorporelle sans remplacement valvulaire pour un des patients.

2 de ces 3 complications sont survenues en perprocédure TAVI et 1 cas au 119ème jour post implantation. Ces trois patients étaient vivants au moment de l'étude (suivi > 1 an).

Chez 3 patients (3,4%), une double implantation a été pratiquée.

Dans 1 cas, une fuite massive post implantation en était la cause.

Dans 1 cas, l'implantation de la première valve était trop basse et celle ci a migré dans le ventricule gauche, laissant une fuite aortique tellement massive qu'il a été nécessaire d'implanter une 2ème endovalve de sauvetage pour permettre le transport du malade en urgence jusqu'au bloc opératoire.

Dans le dernier cas, après conversion d'une procédure transfémorale en transapicale pour difficulté d'accès vasculaire, la première valve implantée était jugée trop basse et le risque de migration intraventriculaire a motivé l'implantation d'une 2ème prothèse.

Ces 3 patients étaient vivants au moment de l'étude.

Enfin, 2 voies transfémorales ont dû être converties en une autre voie d'abord pour difficulté d'accès vasculaire. Un de ces 2 patients – précédemment décrit - a eu une voie transapicale au cours de laquelle deux endovalves ont été posées.

L'autre patient a bénéficié d'une valvuloplastie le jour de la procédure, puis d'une autre dilatation au 4ème jour avant d'être finalement implanté par voie transaortique directe.

3.4 Critères de jugement principal à 1 an

La mortalité à 1 an était de 19,3% (n=17) dans la population globale (TF 14,6% vs TAp 23,7%, p=0,424). L'analyse étiologique est décrite au Tableau 10.

Il n'y avait pas de décès tardifs liés à la procédure. Les causes étaient semblables à celles retrouvées chez les patients opérés d'un remplacement valvulaire aortique conventionnel.

Les survies à 6 mois et 1 an étaient respectivement de 86,3% et 78,8% (Fig.1).

La mortalité cardiovasculaire était de 9,1% dans la population globlale (TF 4,2% vs TAp 13,2%, p=0,232).

Concernant les TAVI transfémoraux, la survie en Kaplan Meier à 30 jours, 6 mois et 1 an était respectivement de 93,7%, 93,7% et 82,3%.

Pour les TAVI transapicaux, la survie en analyse Kaplan-Meier était de 84,2% à 30 jours, 78,9% à 6 mois et de 75,7% à 1 an. (Fig.2)

Tableau 9 - Analyse étiologique de la mortalité à 1 an

Identité	Nature du décès	Étiologie	Délai depuis TAVI (Jrs)	Voie d'abord
ROB.	Infectieuse	Infection pulmonaire sévère	38	Apicale
GAR.	Inconnue	Mort subite à domicile	86	Apicale
JOU.	Infection	Défaillance cardiaque globale dans un contexte d'infection des abords fémoraux et sternal	98	Aortique
BOU.	Hépatique	Insuffisance hépatique sévère sur cirrhose CHILD C	188	Fémoral
MOL.	Cardiaque	Mort subite nocturne, probable trouble du rythme ventriculaire	262	Apicale
CAP.	Inconnue	Mort subite à domicile	272	Fémorale
CHA.	Carcinologique	Aplasie fébrile et encombrement respiratoire dans un contexte néoplasique non réanimé	284	Fémorale
PET.	Cardiaque	Insuffisance cardiaque sévère dans un contexte de mélénas récidivantes	301	Fémorale

3.5 Critères de jugement secondaires à 1 an

À 6 mois, l'évaluation des régurgitations périprothétiques retrouvait une fuite chez 68,9% des patients étudiés avec un grade 1 dans 53,4%, un grade 2 dans 11,1%, un grade 3 dans 1,2% ou un grade 4 dans 1,2% des cas. (Fig. 4)

À 1 an, on observait une fuite périprothétique chez 52,9% des patients dont 44,1% étaient de grade 1 et 8,8% de grade 2 (TF respectivement 44,4%-38,9%-5,5% ; TAp respectivement 62,5%-50%-12,5%) (Fig. 5).

Il n'était pas retrouvé de différence significative entre les voies d'abord pour la probabilité de fuite périprothétique à 1 mois, 6 mois et 1 an.

Concernant l'hémodynamique de la valve à 1 an, le gradient moyen transprothétique était de 10,7±4,4 mmHg sans différence significative entre les voies (TF 10,9±4 vs TAp 10,6±4,8 mmHg, p=NS). Une étude plus complète est détaillée dans le chapitre Discussion – Hémodynamique de la valve.

Nous avons étudié l'évolution de la classe fonctionnelle NYHA des survivants (Fig. 12). 78,4% des malades étaient en NYHA III ou IV avant l'implantation (TF 77,1% vs TAp 81,5%, p=0,808) ; ils étaient 13,7% à 30 jours et 18,7% à 1 an (TF 10,5% vs TAp 26,3%, p=0,404) parmi les survivants (Tableau 11).

Étant le petit nombre de patients de notre série, il ne nous a pas été possible d'étudier statistiquement l'impact de l'amélioration du statut fonctionnel à 1 mois sur la survie à long terme. Cependant, la mortalité à moyen et long terme ne semble pas corrélée dans notre série au statut NYHA post TAVI.

Une endocardite infectieuse sur endovalve a été documentée biologiquement et échographiquement à distance (1 an) de l'implantation.

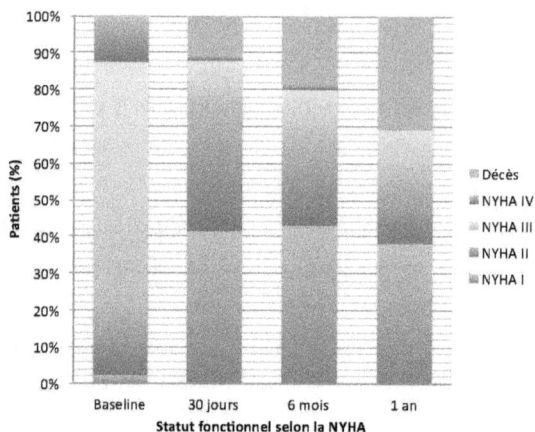

Figure 10 - Analyse du statut fonctionnel selon la NYHA à 1 an post TAVI

Tableau 11 - Analyse de l'évolution du statut fonctionnel à 1 an selon la voie d'abord

Population	Totale n=88	Fémoral n=48	Apicale n=38	p value
NYHA pré TAVI no./no. Total (%)				
Classe I	2/88 (2,3)	0	2/38 (5,3)	0,192
Classe II	17/88 (19,3)	11/48 (22,9)	5/38 (13,2)	0,279
Classe III	58/88 (65,9)	29/48 (60,4)	28/38 (73,7)	0,287
Classe IV	11/88 (12,5)	8/48 (16,7)	3/38 (7,8)	0,332
NYHA à 30 jours no./no. Total étudiées (%)				
Classe I	34/73 (46,6)	21/42 (50)	12/29 (41,4)	0,635
Classe II	29/73 (39,7)	16/42 (38,1)	12/29 (41,4)	0,975
Classe III	9/73 (12,3)	4/42 (9,5)	5/29 (17,2)	0,471
Classe IV	1/73 (1,4)	1/42 (2,4)	0	1
NYHA à 6 mois no./no. Total étudiées (%)				
Classe I	28/53 (52,8)	19/32 (59,4)	9/21 (42,9)	0,369
Classe II	16/53 (30,2)	8/32 (25)	8/21 (38,1)	0,447
Classe III	8/53 (15,1)	4/32 (12,5)	4/21 (19,0)	0,697
Classe IV	1/53 (1,9)	1/32 (3,1)	0	1
NYHA à 1 an no./no. Total étudiées (%)				
Classe I	21/38 (52,3)	12/19 (63,2)	9/19 (47,4)	0,514
Classe II	10/38 (26,3)	5/19 (26,3)	5/19 (26,3)	1
Classe III	7/38 (18,4)	2/19 (10,5)	5/19 (26,3)	0,404
Classe IV	0	0	0	

36

4. Discussion

4.1 Analyse du critère de jugement principal

4.1.1 Analyse descriptive

Nous avons donc étudié les données issues du registre local d'implantation des prothèses Edwards SAPIEN en position aortique. Ces données nous ont permis de dégager les problématiques habituelles mais aussi locales liées à ce type de procédure, qui peuvent persister malgré l'expérience acquise de notre équipe médico chirurgicale.

Parmi les 88 procédures réalisées, 39,8% ont été percutanées et 60,2% ont nécessité un abord chirurgical ; 54,5% des approches étaient fémorales, 43,2% transapicales et 2,3% transaortiques.

On note d'emblée que la proportion d'approches transapicales est supérieure à celle des séries reportées dans la littérature (29% dans FRANCE2, 4,4% dans le registre Allemand initial). Cette différence notable influence probablement nos résultats en terme de survie, étant donnée la morbidité induite plus forte pour cette approche. Une nuance à cette remarque : la surmortalité liée à la procédure transapicale est en partie liée - et inversement proportionnelle - à la courbe d'apprentissage chirurgicale.

<u>Analyse à 30 jours</u>

Dans notre série, la survie à 30 jours était de 89,8%, ce qui est très comparable à celles retrouvées dans les registres nationaux, comprises entre 88,5 et 94,5% [30,31,34,35,37,38]. À titre de comparaison, les survies reportées à 30 jours dans l'étude PARTNER étaient de 95% pour la cohorte B (non candidats à la chirurgie conventionnelle) et de 94,6% pour la cohorte A (patients candidats à la chirurgie mais à très haut risque chirurgical) [40,43].

La surmortalité à 30 jours associée à l'approche transapicale est semblable à celle retrouvée dans les autres séries [34,37,38,40,46] même s'il ne s'agit que d'une tendance (p=0,175). En analyse de survie actuarielle et test de Rank, avec comme critère la voie d'abord, la tendance est confirmée (p=0,142).

L'origine de cette surmortalité est multifactorielle. En effet, dans notre série, les patients candidats à une procédure transapicale avaient un risque périprocédure plus élevé que les patients éligibles à une implantation transfémorale, comme dans les autres registres. Ceci est objectivé par un Logistic Euroscore significativement plus élevé pour les voies transapicales - 25,8% versus 18,8% pour les voies transfémorales - et une proportion plus élevée de patients coronariens – pontés ou non – et d'artériopathie des membres inférieurs dans les approches transapicales (Tableau 2). Celà étant, la courbe d'apprentissage est habituellement plus longue pour les voies transapicales que pour les voies transfémorales, ce qui a pu peser sur la survie des premiers [46]. Par ailleurs, il existait une surmortalité précoce notable (26,6%) dans le sous groupe de patients transapicaux ayant bénéficié de l'implantation d'une prothèse de taille 29mm, probablement du fait du caractère encombrant et plus agressif sur le ventricule gauche de cette dernière, ainsi que de la nécessité d'un rapid pacing plus long. Ceci nous a poussé à privilégier la voie transaortique pour cette taille de prothèse, particulièrement chez les patients porteurs d'une cardiopathie ischémique.

Analyse à 6 mois

La survie à 6 mois selon Kaplan Meier était de 86,3% avec une différence à la limite de la significativité (p=0,054) entre transapicale et transfémorale. Elle va dans le sens de ce qui est décrit dans les registres, à savoir que la population transapicale a une mortalité précoce et à moyen terme supérieure à la voie transfémorale. En analyse de survie actuarielle et test de Rank, la différence est confirmée (p=0,041).

Analyse à 1 an

La survie globale de 78,8% à 1 an est semblable à celle retrouvée dans les registres SOURCE et PARTNER. On ne retrouvait pas de différence statistique significative dans notre série entre les voies pour la survie à 1 an.

4.1.2 Analyse étiologique

L'analyse étiologique de la mortalité retrouvait une proportion de 5,7%, 8% et 9,1% de cause cardiovasculaire avérée, respectivement à 30 jours, 6 mois et 1 an dans la population globale, sans différence significative selon les voies d'abord (TF 4,2% vs TAp 7,9%, p=0,658 à 30 jours ; TF 4,2% vs TAp 10,5%, p=0,398 à 6 mois ; TF 16,7% vs TAp 28,9%, p= 0,270 à 1 an). Si on considère comme d'origine cardiovasculaire les morts subites tardives d'origine inconnue, la mortalité cardiovasculaire augmente à 10,2% à 1 an sans qu'une différence significative vraie ne soit retrouvée entre les voies d'abord (TF 6,3% vs TAp 13,2%, p=0,468).

L'analyse en régression linéaire de la population globale en fonction du Logistic Euroscore ne montrait pas de différence significative en terme de survie à 1 an (p=0,4893) même si une tendance logique à la surmortalité se dégageait chez les patients prédits les plus à risque (Fig 11).

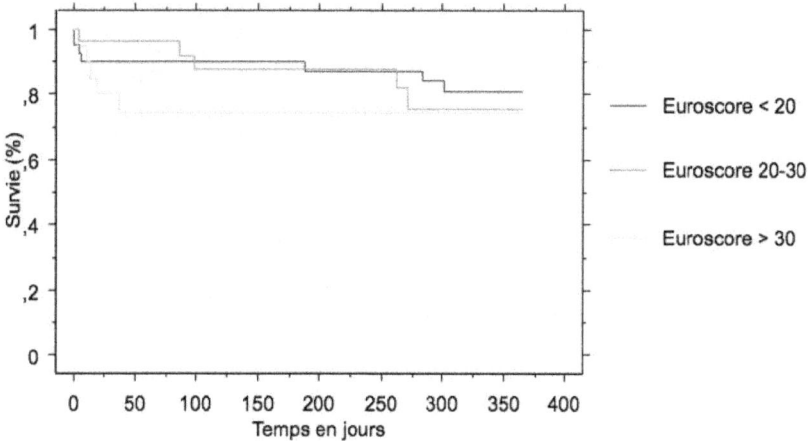

Figure 11 - Analyse de survie en fonction du Logistic Euroscore pré-implantation

La légère tendance à la surmortalité des patients à Euroscore fort n'atteint cependant pas le seuil de significativité (p=0,1121), même si on considère 2 populations distinctes de type Euroscore < 30 et Euroscore > 30.

39

Il existe plusieurs explications possibles à cette absence de prédiction de mortalité par l'Euroscore dans notre série : soit comme toujours, le nombre de sujets étudiés est trop restreint, ce qui est le plus probable, étant donnée la littérature qui va dans le sens du caractère prédictif de l'Euroscore ; soit l'Euroscore n'est pas un score assez adapté à ce genre de procédure en sens qu'il n'est pas assez puissant à lui seul pour prédire la mortalité post TAVI.

On peut rappeler par ailleurs que 46,6% des patients ne présentaient pas un Euroscore supérieur à 20 mais des comorbidités ou des antécédents incompatibles avec une chirurgie conventionnelle.

Lorsqu'on analyse l'incidence en terme de survie à long terme de la présence d'une fuite périprothétique significative à 1 mois, on ne retrouve pas de différence significative entre la population des survivants à 1 mois avec fuite significative et la population des survivants sans fuite (p=0,246 à 1 an), même si les courbes de Kaplan Meïer pourraient faire croire à une tendance à long terme. (Fig. 12)

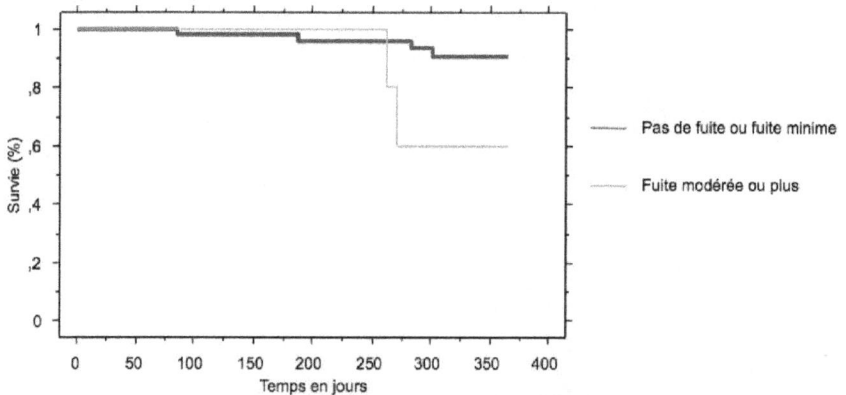

Figure 12 - Analyse de survie à 1 an en fonction de la présence ou non d'une fuite périprothétique modérée ou supérieure à 30 jours

Cette absence de différence significative due à la présence d'une fuite périprothétique est probablement due à un problème d'effectif de notre population. En effet, il est clairement reconnu dans les registres que la regurgitation aortique est un facteur indépendant de mortalité à long terme en post TAVI [32-34,37,38,40,41,44,46,48-50]. On a pu penser un temps que l'oversizing prothétique pouvait être une réponse à ce problème de fuites mais la littérature actuelle plaide en faveur d'un risque de rupture contenue de la racine aortique lors de l'oversizing [51].

Lorsqu'on analyse les patients coronariens revascularisés chirurgicalement, l'antécédent de pontage coronariens n'affectait pas la survie globale à 1 an (76,9% sans PAC vs 83,3% avec PAC, p=0,746).

Par contre, dans le sous groupe des patients avec antécédents de pontages coronariens, le choix de la voie d'abord semble déterminant sur la survie à 1 an. En effet, la survie à 1 an des patients pontés et ayant bénéficié d'un TAVI transfémoral est de 100% alors qu'elle est de 75% parmi les patients pontés coronariens et ayant bénéficié d'un TAVI transapical. Une tendance significative se dégage en analyse univariée (p=0,0988). Cette différence de survie à 1 an en fonction de la voie d'abord du TAVI a déjà été décrit dans la littérature [52]. Ceci renforce l'idée du bénéfice de la voie transaortique versus transapicale chez les patients porteurs d'une cardiopathie ischémique.

Enfin, une analyse de la survie à 1 an en fonction de l'Euroscore montre que les patients pontés à Euroscore faible (<20) survivent à 100% alors que les pontés à Euroscore fort (>30) ont une survie à 1 an de 60% (p=0,0661) (Fig 13).

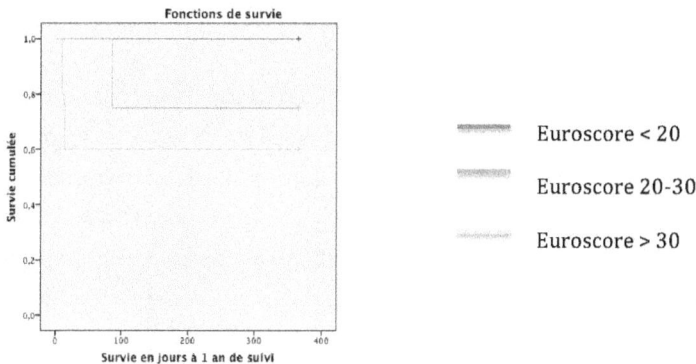

Figure 11- Analyse de survie des pontés coronariens en fonction de l'Euroscore

En somme, il semble important de réfléchir à l'intérêt réel de l'implantation d'endovalves aortiques par voie transapicale chez les patients aux antécédents de pontages aortocoronariens, en particulier si leur Euroscore est élevé.

41

4.2 Analyse des critères de jugement secondaires

4.2.1 Complications hémorragiques

Dans notre série, une des complications les plus fréquentes est le recours nécessaire à la transfusion de culots globulaires pour anémie aiguë. Elle était de 35,2% pour la population globale sans différence significative entre les différentes voies d'abord. Ceci est sensiblement supérieur à ce qui est retrouvé dans la littérature (9,3-16,8% dans PARTNER) [40,43]. Elle peut s'expliquer à la fois par notre proportion importante d'implantation par voie transapicale, généralement plus hémorragique, mais aussi par les déglobulisations massives générées par nos complications vasculaires. Nous avons choisi de ne pas retenir comme critère "saignement majeur" tant il porte à discussion et diffère visiblement selon les registres.

L'analyse de l'hémoglobinémie minimale post TAVI ne montrait pas de différence significative entre les voies d'abord (TF 93±16 g/l vs TAp 94±15 g/L, p=NS).

4.2.2 Complications rythmiques

Une des autres problématiques fréquentes reste la nécessité d'implantation secondaire de pacemaker définitif qui survient dans 21,6% des cas (18,8% TF vs 26,3% TAp). Ceci est un peu au dessus de ce qui est retrouvé dans les registres nationaux et internationaux en ce qui concerne les prothèses Edwards : 15,6% dans FRANCE 2 [39], 13% en Belgique [38], 16,3% en Grande Bretagne [37], 16,6% en Italie [32], 6,7% dans SOURCE [34] et 3,4 à 3,8% dans PARTNER [40,43]. Cependant dans le registre allemand, l'incidence d'implantation de pacemaker post TAVI était de 39,3% [35], ce qui permet de relativiser en partie ce résultat et peut nous amener à réfléchir aux causes de ce phénomène. Il est possible que l'attitude francogermanique soit plus aggressive en terme d'implantation de pacemaker post TAVI pour se garder des décès sur bloc de conduction complet non appareillé. Il est probable que des troubles de conduction de grade intermédiaire soient systématiquement appareillés dans notre série alors qu'une attitude plus attentiste soit adoptée ailleurs. En effet, il est démontré dans certaines études que la survenue en post TAVI d'un trouble de conduction, même intermédiaire de type bloc de branche gauche, peut être un facteur indépendant de mortalité [53].

Pour ce qui est de l'arythmie complète par fibrillation auriculaire (ACFA), à 1 mois il y avait 2 nouveaux cas mais 6 patients étaient revenus en rythme sinusal parmi les survivants. Concernant la survie à long terme, nous n'avons pas pu montrer de différence significative entre l'incidence du trouble rythmique chez les survivants versus chez les décédés. (15/67 vs 8/18, p=0,1161), même si une tendance se dessine.

Par contre, on assiste à 2 troubles du rythme emboligènes en post TAVI immédiat à l'origine de complications neurologiques graves que nous détaillons par la suite.

En somme, même si l'ACFA ne ressort pas statistiquement comme péjorative dans notre série, elle est probablement un facteur de risque de morbimortalité à court et long terme comme en atteste la littérature à ce sujet [54].

4.2.3 Complications vasculaires périphériques

Par ailleurs, reste le problème de la survenue fréquente de complications vasculaires, 17% des cas dont 12,5% ont été majeures en sens qu'elles ont nécessité un traitement endovasculaire ou chirurgical en urgence. Ces complications vasculaires majeures étaient plus fréquentes dans les TAVI transfémoraux (18,8% TF vs 5,3% TAp, p=0,102) sans que notre étude puisse dégager plus qu'une tendance statistique.

En tenant compte de l'ensemble des complications vasculaires survenues dans les TAVI transfémoraux, il est à noter qu'elles ont toutes concerné des approches percutanées et que le côté homolatéral à l'introducteur était en cause dans 92,5% des cas.

Ces complications d'accès vasculaires sont beaucoup plus fréquentes dans notre série que dans les registres [34,37,87,88]. Elles ne semblent pas liées à une courbe d'apprentissage de l'utilisation des systèmes de fermeture artérielle percutanée en sens qu'elles apparaissent réparties chronologiquement tout le long de notre étude, et que les intervenants étaient les mêmes. Elles ne semblent cependant pas modifier la survie à 1 an des patients concernés, en sens que la survie propre à 1 an des patients ayant présenté une complication vasculaire majeure est de 81,9% (2 patients décédés sur 11). Ce résultat va à l'encontre de ce qui était retrouvé dans le registre SOURCE [46] où la survie à 1 an des TAVI transfémoraux et transapicaux étaient respectivement de 83,9%

et 73,2% en l'absence de complication vasculaire, et respectivement de 72,2% et 47,4% en cas de complication vasculaire.

4.2.4 Complications neurologiques

Le taux d'évènements neurologiques post implantation était de 4,5%, ce qui est semblable aux autres séries, avec 3,4% d'accidents vasculaires cérébraux majeurs tous survenus chez des patients ayant bénéficié d'un TAVI transapical. Cette différence entre voies fémorale et apicale, pratiquement significative dans notre étude (p=0,0824), n'est pas retrouvée dans la littérature [40,43]. Cela est peut être dû au petit nombre de patients de notre étude en comparaison aux volumes de patients des registres.

En l'occurrence, dans notre série, l'étiologie des 4 évènements n'est établie que dans 2 cas où le passage en ACFA en contemporain de l'accident neurologique ischémique séquellaire. 1 cas de syndrome confusionnel aboutissant au décès et un syndrome confusionnel spontanément résolutif complètent la liste (Tableau 6).

Cela souligne surtout que la procédure de TAVI n'est pas dénuée de complications neurologiques graves et ce, soit par franchissement de matériel dans la crosse aortique, soit par impaction de la valve native calcifiée, soit - de manière moins spécifique - par la survenue d'une arythmie complète par fibrillation auriculaire post implantation [54].

Le taux d'évènements neurologiques dans la littérature est de 1,7 à 7% [30,34,55-57] et reste un problème.

Certaines études estiment à 77% le taux d'infarctus cérébraux visualisables en IRM de diffusion après une procédure TAVI [58,59], leur diamètre et leur volume étant corrélé à leur impact clinique. Les facteurs de risque de survenue sont l'âge et la sévérité des calcifications de l'arche aortique. La plupart du temps, ces embols sont cliniquement non parlants dans la population actuellement concernée par la procédure, mais il n'est pas certain qu'il en soit de même pour des patients plus jeunes et plus actifs. On retrouve ici tout l'intérêt suscité par la voie transaortique avec le concept de no-touch de l'arche aortique [60,61].

La prévention anti embolique périprocédurale passe par l'évaluation du bénéfice des matériels de protection des ostiums des troncs supra-aortiques per procédure [62], et par l'amélioration de la gestion du traitement médical anticoagulant et antiagrégant en post TAVI.

4.2.5 Complications coronariennes

Les évènements coronariens post implantation s'élevaient à 5,7% (TF 4,2% vs TAp 7,9%, p=0,65) avec 2 cas (2,3%) imputables à la procédure (Tableau 8). Un cas était expliqué par l'obstruction complète du tronc coronaire gauche par une calcification majeure d'une cusp aortique ayant entrainé un arrêt cardiaque non récupéré aboutissant au décès du patient. L'autre cas était lié à une sténose serrée du tronc coronaire gauche par une calcification de la valve native, responsable d'une défaillance ventriculaire gauche et ayant nécessité la mise en place d'un stent nu. L'évolution de ce malade s'est fait sans séquelle et il était vivant au moment de l'étude (9 mois de suivi).

Ces 2 évènements coronariens majeurs rappellent le risque non négligeable d'infarctus majeur lors des procédures TAVI, à la fois par l'encombrement prothétique mais surtout par les calcifications de la valve aortique native.

4.2.6 Complications d'implantation

Deux procédures transfémorales ont été converties pour un patient en voie transapicale et pour un autre malade en voie transaortique, pour difficulté d'accès vasculaire. Cela souligne l'importance d'une équipe médico-chirurgicale et du recours rapide à une voie d'abord plus directe en cas de difficulté d'accès vasculaire périphérique.

Les migrations prothétiques étaient présentes à hauteur de 3,4% (2,1% TF vs 5,3% TAp) ce qui est légèrement supérieur à ce qui est retrouvé dans la littérature [19].

Les 2 migrations précoces se sont déroulées lors de procédures transapicales. Il n'existait pourtant pas de différence significative entre les voies d'abord d'implantation (p=0,581), ce qui concorde avec les registres.

On pourrait cependant noter que le positionnement de l'endovalve lors des procédures transapicales est rendue plus difficile par deux éléments : la transmission directe des mouvements de l'opérateur sur la valve lors du largage, et l'inadéquation de l'environnement d'imagerie radiologique dans notre salle interventionnelle avec un inconfort de positionnement du chirurgien.

De façon plus générale, le recours à une échographie transoesophagienne per procédure n'était pas systématique, bien que fréquente pour les voies apicales dans notre étude (89,2% TAP vs 29,2% TF). Étant donné l'incertitude de positionnement lors de

45

l'utilisation des calcifications valvulaires comme seuls repères visuels, il serait intéressant d'essayer de montrer la supériorité de 2 techniques d'imagerie perprocédure versus une seule quelle qu'elle soit. Dans notre étude, 2 des 3 procédures ayant nécessité l'implantation d'une deuxième endovalve et/ou les 2 migrations précoces sont apparues malgré l'utilisation de l'échographie transoesphagienne. Par contre, le cas d'obstruction complète du tronc coronaire gauche par la prothèse est survenu dans une procédure transapicale sans ETO.

Ainsi on peut proposer que l'ETO soit systématique en cas d'anesthésie générale afin d'optimiser le déploiement de l'endovalve.

4.2.7 Complications néphrologiques

L'analyse des évènements néphrologiques retrouve 3 patients hémodialysés (3,4%) en post TAVI immédiat. Sur ces 3 patients, 2 avaient une créatininémie de base normale et un était insuffisant rénale chronique sévère. 2 des ces 3 patients seront dialysés en long cours et un patient bénéficiera de dialyse pendant 7 jours avec une récupération rénale intégrale. Une patiente sera dialysée sur cathéter péritonéal au 129ème jour dans un contexte d'insuffisance ventriculaire droite chronique décompensée avec ascite réfractaire. Enfin, un patient décèdera d'insuffisance rénale aiguë majeure car il ne bénéficiera pas de dialyse étant donné le contexte clinique, l'âge et l'altération de la fraction d'éjection ventriculaire gauche.

La différence retrouvée entre créatininémie de base et créatininémie maximale en post TAVI était significative dans notre étude (105±59 μmol/L vs 151±101 μmol/L, p=0,0004). Nous avons vu que le même raisonnement en utilisant les clairances de créatinine calculées selon Cockroft et Gault retrouve une clairance moyenne de base à 54,7±29,9 mL/min et une clairance minimale post TAVI à 41,7±26,7 mL/min avec une différence significative (p=0,0032).

L'analyse des créatininémies selon la voie d'abord retouvait l'absence de différence significative sur la créatininémie de base (TF 97±46 μmol/L vs TAp 114±74 μmol/L, p= 0,201) mais une créatininémie maximale supérieure lors de l'approche transapicale (TF 131±75 μmol/L vs TAp 177±127 μmol/L, p=0,042). Lorsque l'on étudie la différence entre les abaissements moyens de la clairance de la créatinine en post TAVI immédiat selon la voie d'abord, on retrouve cette différence très significative avec une baisse de

16,6±5,6 ml/min pour les transapicales vs 10,8±1,2 mL/min pour les transfémorales (p<0,0001).

On note que la voie transapicale est grêvée immédiatement d'un décès par insuffisance rénale aigüe, d'une hémodialyse transitoire et d'une hémodialyse au long cours sur IRC pré TAVI. La voie transfémorale est responsable d'une hémodialyse post TAVI immédiat.

Il n'y avait cependant pas de différence significative dans notre série entre les voies d'abord, en ce qui concerne les évènements néphrologiques majeurs (p=0,301).

Nous n'avons pas réussi à mettre en évidence d'impact de l'insuffisance rénale chronique sévère pré TAVI sur la mortalité à long terme en sens que sur les 20 décès au moment de l'étude, seuls 3 étaient dans ce cas, contre 17 chez les 68 survivants (p=0,544).

De même, nous n'avons pas pu mettre en évidence d'impact de la survenue d'une insuffisance rénale aiguë post TAVI sur la survie à long terme ; différentiel de clairance pré et post TAVI de 14±1 mL/min chez les décédés et 12,7±4 mL/min chez les survivants (p=0,146).

Cependant, en considérant la littérature à ce sujet [63-65], l'incidence du recours à l'hémodialyse post TAVI varie beaucoup selon les équipes, mais les facteurs déterminants retrouvés restent souvent la voie d'abord transapicale , le volume de produit de contraste utilisé pendant la procédure et l'existence d'une insuffisance rénale chronique pré implantation. Enfin il est clair que la survenue d'une insuffisance rénale aiguë est un facteur de risque indépendant de mortalité post procédure.

C'est pourquoi il est absolument nécessaire d'améliorer l'imagerie per procédure afin de diminuer l'incidence des complications rénales. Nous avions déjà proposé l'utilisation de l'échographie transoesophagienne 3D comme méthode d'imagerie primaire pour le guidage d'une implantation d'endovalves par voie transaortique [66]. Il est possible que pour les patients à risque insuffisants rénaux chroniques, il soit nécessaire de repenser notre imagerie pour le TAVI afin d'améliorer le pronostic de ces malades.

4.2.8 Complications infectieuses

Nous avons répertorié une seule endocardite infectieuse sur endovalve. Le germe retrouvé était Kingella Kinguae (groupe HACEK) chez un patient corticothérapé au long cours dans le cadre de sa pathologie pulmonaire, et ayant présenté un foyer infectieux dentaire à l'origine de l'endocardite. Cette complication, survenue au 375ème jour post implantation, a été documentée échographiquement (présence de 2 végétations en position aortique), et a été traitée médicalement par antibiothérapie adaptée pendant 6 semaines. Le patient était vivant au moment de l'étude mais gardait une insuffisance aortique grade 2 déjà présente en post TAVI.

Dans les 30 jours post TAVI, le reste des complications infectieuses est représenté par 4 infections urinaires post procédure, 2 infections locales de voie d'abord chirurgicale (1 transapicale et 1 transaortique), 3 pneumopathies nosocomiales, et 2 sepsis non étiquetés.

Deux des 3 infections bronchopulmonaires post TAVI survinrent chez des patients n'ayant pas été intubés, et 1 patient transapical décédait suite à une pneumopathie à Enterobacter Cloacae en réanimation.

À distance, on recense 2 pneumopathies chez des patients aux antécédents pulmonaires sévères.

En somme, la procédure n'est pas dénuée de complications infectieuses immédiates. Elles sont représentées majoritairement par des infections des voies urinaires et aériennes. Les premières sont iatrogènes et rappellent l'importance du rappel des conditions d'asepsie à respecter dans les salles de cathétérisme interventionnel. Les secondes ne semblent pas liées à l'anesthésie générale mais plutôt soit à la voie d'abord transapicale soit au terrain pulmonaire des malades. Enfin, les infections de prothèses existent mais ne semblent pas un problème d'incidence majeure dans notre série. La littérature à ce sujet retrouve à la fois le même type d'infections mais aussi le caractère anecdotique des endocardites sur endovalve. Cependant, il est clair que la mortalité induite est élevée pour ces patients a priori non candidats à la chirurgie classique [67].

4.3 Hémodynamique de la valve

Si on compare l'hémodynamique des patients en préimplantation et post implantation, les résultats sont très satisfaisants à la fois sur les gradients intra prothétiques mais aussi sur la fraction d'éjection ventriculaire gauche. En effet, en post implantation immédiate, le gradient moyen intra prothétique était de 10,3±2,3 mmHg, très significativement inférieur au gradient pré TAVI de 46,4±14 mmHg (p<0,0001). Il n'existait pas de différence significative entre les voies d'abord (TF 10,1±4,8 vs TAp 10,5±3,9, p=0,7004).

À 6 mois, le gradient moyen parmi les survivants était de 9,4±3,6 mmHg , non significativement différent de celui en post procédure (p=0,0999).

À 1 an, le gradient moyen était de 10,7±4,4 mmHg sans différence significative entre les voies (TF 10,9±4 vs TAp 10,6±4,8 mmHg, p=NS).

La fraction d'éjection ventriculaire gauche dans la population globale en pré et post TAVI ne varie pas (53±12,7 vs 53,8±4,9 mmHg respectivement, p=0,612) mais si on s'intéresse aux populations transfémorale et transapicale séparément, on retrouve une différence significative entre FEVG post TAVI immédiat chez les transfémoraux vs transapicaux (TF 57,7±10,5 vs TAp 48,6±15,8, p=0,0048). Cette différence se maintenait à 6 mois (TF 60,3±9,3 vs TAp 54,5±4,2 mmHg, p=0,0133) et à 1 an (TF 60,4±9,3 vs TAp 50,3±11,8 mmHg, p=0,0091).

À 1 an, l'amélioration de la fraction de la FEVG devenait significative chez les transfémoraux (53±12,7 en préTAVI vs 60,4±9,3 mmHg, p=0,0361), alors qu'il n'y avait aucune amélioration de la FEVG chez les transapicaux survivants.

Les données d'évaluation hémodynamique à long terme sont limitées [68], mais il ressort de la littérature que les dégénérescences précoces d'endovalves sont rares et que l'hémodynamique à moyen terme est excellente. Le suivi actuel le plus long est de 7 ans chez un patient implanté dans l'équipe Cribier. Cependant, il n'est pas garanti que ces résultats soient pérennes à long terme, du fait du stress exercé sur les valves lors du "crimping" et du déploiement sur ballonet [69]. Dans la littérature, il semble que la détérioration microscopique des valves soit moins prononcée pour les valves autoexpansibles du fait de l'absence de lésions au déploiement. C'est probablement et notamment pour cette raison que les dispositifs encore à l'étude sont quasiment tous auto-expansibles.

4.4 Futur du TAVI

À l'heure actuelle, deux autres bioprothèses à implantation percutanée (Sadra Medical Lotus™ et Symetis Acurate TA™) ont obtenu le marquage CE et sont en cours de validation dans des essais cliniques à effectif restreint.

Mais de nombreuses endovalves sont à l'étude comme en témoignent les illustrations suivantes.

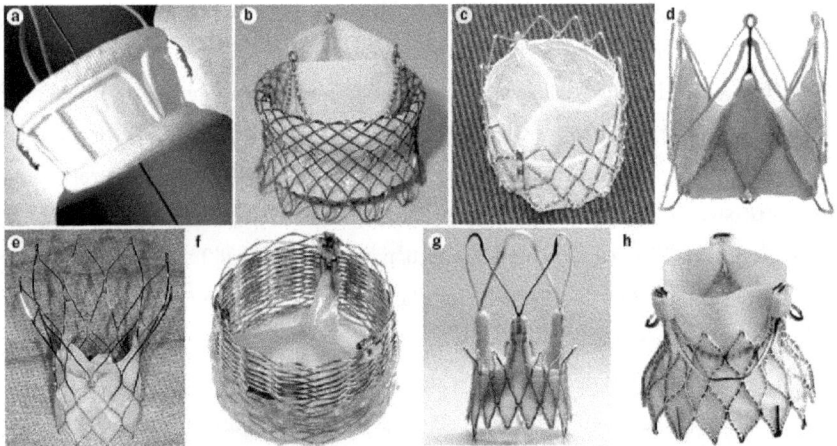

Figure 12 - Images of emerging transcatheter valve technology (valves with first-in-man data). a | Direct Flow Medical® (Direct Flow Medical, Santa Rosa, CA, USA) valve. Permission obtained from Direct Flow Medical. b | HLT (Heart Leaflet Technologies, Maple Grove, MN, USA) valve. ©2011 HLT, Inc. a Bracco Group Co. c | Innovare (Braile Biomedical, São José do Rio Preto, Brazil) valve. Courtesy of Diego Gaia, Federal University of São Paulo, Brazil. d | JenaValve® (JenaValve Technology, Munich, Germany). Permission obtained from JenaValve Technology. e | Portico® (St-Jude Medical, St Paul, MN, USA) valve. f | Sadra® Lotus Medical (Boston Scientific SciMed Inc, Maple Grove, MN, USA) valve. ©2011 Boston Scientific Corporation or its affiliates. All rights reserved. Used with permission of Boston Scientific Corporation. g | Symetis® Accurate (Symetis SA, Lausanne, Switzerland) valve. Permission obtained from Symetis. h | Engager® (Medtronic Inc., Minneapolis, MN, USA) valve. © _2010 Medtronic, Inc. Image provided by Medtronic, Inc.

Transcatheter aortic valve implantation: current and future approaches. Joseph Rodès-Cabau. *JNat. Rev. Cardiol.* 9,15–29(2012).

Table 3 | Main characteristics of emerging transcatheter valves

Valve type	Valve material	Stent material	Valve size (mm)	Delivery catheter size (French)	Approach	Mechanism of expansion	Reposition-able?	Year of first-in-human study
Direct Flow Medical® (Direct Flow Medical, Santa Rosa, CA, USA)[126,127]	Bovine pericardium	No stent (polyester fabric cuff)	23, 25	18	Transfemoral or subclavian	Inflation of ring balloons by a polymer	Yes	2006
Heart Leaflet Technologies (Heart Leaflet Technologies, Maple Grove, MN, USA)	Porcine pericardium	Nitinol	21, 23	18	Transfemoral	Self-expandable	Yes	2009
Innovare (Braile Biomedical, São José do Rio Preto, Brazil)[128,129]	Bovine pericardium	Stainless steel	20, 22, 24, 26, 28	20 (for 20, 22, & 24 mm valves); 22 (for 26 & 28 mm valves)	Transapical	Balloon expandable	No	2008
JenaValve® (JenaValve Technology, Munich, Germany)[130]	Porcine native aortic valve leaflets	Nitinol	23, 25, 27	32	Transapical	Self-expandable	Yes	2009
Portico® (St. Jude Medical, St Paul, MN, USA)	Porcine pericardium	Nitinol	23,25	18	Transfemoral	Self-expandable	Yes	2011
Sadra® Lotus Medical (Boston Scienfic SciMed Inc, Maple Grove, MN, USA)[131]	Bovine pericardium	Nitinol	23, 27	18	Transfemoral	Self-expandable	Yes	2007
Symetis™ Accurate (Symetis, Ecublens, Switzerland)[132]	Porcine native aortic valve leaflets	Nitinol	23, 25, 27	28	Transapical	Self-expandable	Yes	2009
Engager® (Medtronic Inc, Minneapolis, MN, USA)[133,134]	Bovine pericardium	Nitinol	23, 26	28	Transapical	Self-expandable	Yes	2008

Edwards Lifesciences va rendre disponibles 2 nouvelles valves transcathéter dans l'année 2012, l'Edwards SAPIEN 3 et l'Edwards CENTERA. La SAPIEN 3 est sur le modèle de la SAPIEN XT mais est délivrée en 14 French pour la voie transfémorale, ce qui peut amener à espérer une baisse des complications vasculaires. La CENTERA est quant à elle autoexpansible, repositionnable, et délivrée avec un système de déploiement motorisé pour une utilisation à un seul opérateur. Les premiers essais sur l'homme sont encourageants et des études plus larges seront lancées en 2012.

Par ailleurs, de nombreuses études, notamment sur la cohorte A de l'essai PARTNER 2 et le SURTAVI trial pour la Corevalve®, sont en cours afin d'analyser la place du TAVI dans les populations à risque chirurgical intermédiaire.

De plus, de nouveaux dispositifs sont à l'étude, notamment celui permettant une résection endovasculaire de la valve native avant TAVI par voie transapicale [70].

Enfin, certaines études s'intéressent aux résultats des procédures valve-in-valve dans le cas de dégénérescences de bioprothèses aortiques chirurgicales et les premiers résultats sont encourageants [57,71].

4.5 Limites de l'étude et problématiques d'avenir

Les limites de notre étude sont nombreuses évidemment. Elles tiennent en partie au fait que notre effectif de départ est réduit et qu'il est donc difficile de conclure à des différences significatives sur un effectif restreint.

Nous n'avons pas effectué d'analyse d'imagerie fine de type échographie 3D ou IRM cardiaque pour évaluer les différents paramètres déterminants dans la pathologie sténosante aortique, telle que la masse ventriculaire gauche ou l'élévation des pressions de remplissage.

Pourtant il est clairement établi dans la littérature que la diminution de l'index de masse ventriculaire gauche est un facteur indépendant de survie à long terme des patients traités pour leur pathologie valvulaire aortique, même si les résultats sont parfois controversés concernant les études post-TAVI [72-74]

Nous n'avons pu réaliser d'étude sur le mismatch patient-prothèse (PPM) étant donné le manque sérieux de données concernant les surfaces valvulaires. L'amélioration significative des gradients en post TAVI suggère l'absence de PPM majeur. Pourtant, certaines études retrouvent un PPM chez presque 20% des patients implantés et décrivent une surmortalité importante chez ces malades [75]. Le TAVI, actuellement basé sur le principe d'ancrage de la prothèse sur les calcifications valvulaires, ne permet pas de réséquer les valvules. Or, on sait que l'évolution de la pathologie sténosante non traitée se fait vers un accroissement des calcifications. L'étude PARTNER ne retrouvait pas de hausse des gradients transvalvulaires à 2 ans mais il n'est pas interdit de s'interroger quant à l'évolution des valves natives non réséquées, à la fois en terme de resténose mais aussi en termes neuro-emboliques étant donné la fragilité du tissu valvulaire calcifié. Or, actuellement seul le traitement chirurgical permet un traitement radical des calcifications et des options d'élargissement d'anneau et donc de taille de prothèse. De plus, actuellement, le processus d'ancrage n'est pas adapté à des valves non calcifiées, et la bicuspidie reste une contre-indication, même si certains auteurs ont rapporté la faisabilité d'un TAVI dans cette conformation anatomique [76,77].

Nous n'avons pas effectué d'analyses extensives séparées pour chaque année en raison du trop petit nombre de patients inclus dans l'étude et du manque de significativité des résultats que l'on aurait obtenus.

Pourtant une donnée importante que l'on retrouve est que la mortalité précoce varie peu d'année en année. Elle était de 12,5% en 2009 (1/8), de 7,4% en 2010 (2/27), de 10,8% en 2011 (4/37), et de 12,5% en 2012 (2/16). Ainsi malgré l'évolution des technologies et la courbe d'apprentissage, la procédure TAVI reste entourée d'une mortalité précoce stable mais conséquente.

Par contre, une donnée intéressante que l'on peut retenir est que la moyenne de survie post TAVI chez les patients décédés au moment de l'étude est respectivement de 414,3 jours, 165,4 jours, 120,8 jours et 36 jours pour l'année 2009, 2010, 2011 et 2012.

On peut aussi noter que la moyenne de survie globale à 1 an des patients de 2009 était de 87,5%, alors qu'en 2010 elle était de 80,7%. Au moment de l'étude, les patients ayant été implantés en 2011 auront une survie à 1 an de 75,7% maximum, puisque tous les survivants n'ont pas 365 jours de suivi. Malgré la faiblesse statistique de ce genre de données, ceci indique tout de même, que - malgré une stabilité de la mortalité précoce par une maîtrise de la technique d'implantation - une légère dégradation de la survie est notable et est peut être le reflet d'une baisse des critères de sélection des patients implantés.

Nous n'avons de plus pas effectué d'analyses de l'amélioration de la qualité de vie avec des scores adaptés de type Social Functioning (ex SF-12v2) avec items physqiues et mentaux, ou le EQ-5D avec échelle visuelle analogique.

Or, un des enjeux majeurs de cette procédure devrait être la performance en terme de qualité de survie de ces patients agés.

Enfin, nous n'avons pas recueilli assez d'éléments nous permettant une analyse économique coût-efficacité de cette procédure à l'échelle locale, à la fois en rapport avec un traitement médical seul, et par rapport au traitement chirurgical conventionnel de référence. La littérature est diverse à ce sujet et l'étude PARTNER avait montré un bénéfice en terme de coût-efficacité pour le TAVI vs traitement médical seul [40,43]. D'autres études plus récentes retrouvent ce bénéfice économique, sans pouvoir montrer l'équivalence au traitement chirurgical de référence [78].

De plus, on peut se demander si les études coût-efficacité - se basant sur l'amélioration post implantation de la classe fonctionnelle NYHA – sont crédibles tant ce marqueur est clinique et non prédictif sur le plan économique. De façon très surprenante, Matt et al, refaisant l'analyse de l'essai PARTNER en tenant compte du score type EQ5D, ne retrouvaient finalement pas l'avantage économique du TAVI versus le traitement médical seul initiallement décrit [79,80].

Plus largement, il est à noter que les études coût-efficacité financées par l'industrie donnent 2 à 3 fois plus de résultats avantageux que les études non financées [81].

Enfin certains auteurs pointent du doigt le problème majeur suivant : le remboursement de cette procédure précède la réalisation d'essais contrôlés randomisés de granche échelle non financés par l'industrie [82,83].

Concernant l'extension de la procédure à des patients à risque plus faible, une étude danoise – le STACCATO trial [91] – a tenté de montrer la non-infériorité du TAVI versus le traitement chirurgical conventionnel chez des patients à risque intermédiaire, et n'ayant comme seul facteur de risque leur âge supérieur à 75 ans. Elle a été brutalement arrêtée, étant donné la surmortalité évidente de la procédure TAVI dans cette population.

Un des problématiques d'avenir est la persistante d'une fuite périprothétique post implantation même modérée, tant la littérature insiste sur son caractère péjoratif sur la survie à moyen et long terme. L'amélioration des résultats du TAVI face à cet enjeu passera par des dispositifs plus modelables sur la valve native et sur le caractère complètement repositionnable des prothèses. Cependant, étant donné le caractère elliptique de l'anneau aortique, de la fréquence des bicuspidies – même chez les personnes agées [45] – et de la variabilité de distribution des calcifications valvulaires, il est à craindre que de meilleurs résultats ne soient obtenus qu'à l'émergence de dispositifs endovasculaires de résection valvulaire.

Un des autres enjeux est celui des complications emboliques qui sont présentes essentiellement en post TAVI immédiat mais aussi jusqu'à plusieurs mois après l'implantation [84]. Elles peuvent être d'origine embolique (athéromateux ou cruoriques) ou hémodynamique par hypotension périprocédure. Les complications tardives pourraient être attribuées à la formation de thrombi sur les prothèses ou dans les espaces périprothétiques [85].

De plus, nous devons garder à l'esprit qu'au moins 50% des patients opérés d'un rétrécissement aortique serré, bénéficient dans le même temps d'un geste chirurgical associé sur l'aorte ascendante, d'une correction d'insuffisance mitrale ou tricuspidienne, ou d'une revascularisation par pontages. Or, il n'est pas dit que – ne serait-ce que pour l'exemple de la revascularisation - un TAVI associée à un stenting soit toujours bénéfique par rapport à l'approche conventionnelle, ou même réalisable techniquement. Il est intéressant de noter que dans l'étude PARTNER sur la cohorte A, la mortalité post opératoire des remplacements valvulaires rédux chez des patients anciennement pontés était de près de 19,1% voire plus de 26% chez les patients agés de plus de 85 ans. Ceci n'est pas retrouvé dans la littérature et dans notre expérience, où on peut observer des mortalités faibles de l'ordre de 0 à 2,5% [52,86].

Enfin, cette procédure d'implantation prothétique concerne pour l'heure des bioprothèses, qui – si elles ne posent pas de problèmes majeurs de dégénérescences précoces – ne permettront pas de longévité et de survie libre de réintervention comparables aux prothèses mécaniques actuelles. Or, même si les procédures valve-in-valve pour dégénérescence de bioprothèses chirurgicales sont en train d'émerger, il n'est pas certain qu'elles soient dépourvues de complications type PPM du fait de l'encombrement prothétique, et de type embolique étant le caractère extrêmement friable des calcifications des bioprothèses chirurgicales. À l'heure des nouveaux anticoagulants, plus efficaces et moins dangereux, il est véritablement capital de peser le bénéfice d'un TAVI associé à un "redo-TAVI" versus un remplacement valvulaire unique chez un patient jeune.

5. Conclusions

Le rétrécissement valvulaire aortique est une pathologie d'incidence croissante en lien avec l'augmentation constante de l'espérance de vie dans la population générale. Même si le traitement de référence reste à ce jour le remplacement valvulaire aortique chirurgical, le TAVI représente une stratégie thérapeutique validée pour les patients récusés ou à haut risque chirurgical. Dans notre étude, nous avons constaté des résultats très satisfaisants aussi bien au niveau clinique qu'hémodynamique, et de plus comparables à la littérature en terme de survie à 1 an pour nos patients implantés. Cependant, nous avons pu mettre en évidence les limites de cette technique et ces complications propres comparées au traitement de référence. Ainsi tous les efforts doivent être entrepris pour optimiser la sélection des patients au sein de notre Heart Team multidisciplinaire, pour permettre d'exclure les malades qui ne bénéficieront pas du TAVI, et ce afin d'améliorer nos résultats et le bénéfce rendu au patient. L'évolution technologique du matériel devrait nous permettre de diminuer les complications de procédure et c'est pourquoi le partenariat rapproché avec l'industrie doit rester de mise dans les TAVI pour garantir un "feed-back" à double sens. Par ailleurs, l'insuffisance aortique périprothétique reste un problème majeur - 8% (TF) à 20,5% (TAp) de fuites modérées à 30 jours dans notre étude - en sens que, même si nous n'avons pu le démontrer formellement dans notre série, la présence d'une fuite significative est associée à une baisse de la survie à long terme des patients implantés. L'issue de ce problème est probablement multiple, et passe notamment par une amélioration de l'imagerie perprocédure mais aussi du matériel d'implantation de ces endovalves.

Enfin, nous avons pu constater que le suivi rapproché des patients implantés avait tendance à se relâcher avec la banalisation de la procédure et il serait dommage de perdre des informations précieuses pour l'évaluation à long terme des TAVI dans notre équipe. Il apparaît primordial de toujours se référer aux résultats obtenus avec la chirurgie conventionnelle à la fois dans les situations techniques difficiles mais aussi chez les patients très agés, afin de ne pas "sur-orienter" les malades vers une procédure ayant de moins bons résultats. L'apparente simplification de la procédure notamment avec les dispositifs à opérateur unique, ne doit pas faire oublier que le TAVI est une procédure en phase de développement et doit être considérée comme une intervention majeure avec ces complications sérieuses associées.

La décision d'implantation doit rester multidisciplinaire et ne doit s'envisager qu'après refus – par le chirurgien – d'un remplacement conventionnel. Il faudrait toujours se rappeler que derrière les chiffres se cachent des patients, et que - comme dit un de mes maîtres le Pr LEGUERRIER – "1% de plus ce sont des morts de trop".

L'évaluation de cette procédure doit se poursuivre au sein des registres nationaux mais aussi dans le cadre d'essais cliniques controllés et randomisés, afin de s'assurer de l'amélioration du service rendu au malade et du bénéfice en terme de coût-efficacité dans le cadre des économies de santé.

Références

[1]. Iung B, Baron G, Butchart EG, et al. A prospective survey of patients with valvular heart disease in Europe: the Euro Heart Survey on Valvular Disease. Eur Heart J 2003;24:1231-43.

[2]. Nkomo VT, Gardin JM, Skelton TN, Gottdiener JS, Scott CG, Enriquez Sarano M. Burden of valvular heart diseases: a population-based study. Lancet 2006;368(9540):1005-11.

[3]. Société Française de Cardiologie. Recommandations de la Société française de cardiologie concernant la prise en charge des valvulopathies acquises et des dysfonctions de prothèse valvulaire. Arch Mal Coeur Vaiss 2005;98(2 suppl):5-61.

[4]. Vahanian A, Alfieri O, Al Attar N et al. Transcatheter valve implantation for patients with aortic stenosis : a position statement from the European Association of Cadio-Thoracic Surgery (EACTS) and the European Society of Cardiology (ESC), in collaboration with the European Association of Percutaneous Cardiovascular Interventions (EAPCI). Eur Heart J. 2008; 29:1463-1470

[5]. Ross J Jr, Braunwald E. Aortic Stenosis. Circulation. 1968; 38: 61-67.

[6]. Varadarajan P, Kapoor N, Bansal RC et al. Clinical profile and natural history of 453 nonsurgically managed patients with severe aortic stenosis. Ann Thorac Surg. 2006; 82: 2111-2115

[7]. Langanay T, Verhoye JP, Ocampo G et al. Current hospital mortality of aortic valve replacement in octogenarians. J Heart Valve Dis, 2006, 15(5): 630-7.

[8]. Lawrie GM, Earle EA, Earle N. Conventional aortic valve replacement in very elderly patients (abstract). Circulation. 2008;118:S703.

[9]. Melby SJ, Zierer A, Kaiser YP, et al. Aortic valve replacement in octogenarians: risk factors for early and late mortality. Ann Thorac Surg 2007;83:1651-7.

[10]. O'Brien SM, Shahian DM, Filardo G, et al. The Society of Thoracic Surgeons 2008 cardiac surgery risk models: part 2– isolated valve surgery. Ann Thorac Surg 2009;88:Suppl:S23-S42.

[11]. Brown JM, O'Brien SM, Wu C, Sikora JA, Griffith BP, Gammie JS. Isolated aortic valve replacement in North America comprising 108,687 patients in 10 years: changes in risks, valve types, and outcomes in the Society of Thoracic Surgeons National Database. J Thorac Cardiovasc Surg 2009;137:82-90.

[12] Langanay T, Flécher E, Fouquet O, Ruggieri VG, De La Tour B, Félix C, Lelong B, Verhoye JP, Corbineau H, Leguerrier A. Aortic valve replacement in the elderly :the real life. Ann Thorac Surg 2012 Jan ;93(1) :70-7

[13]. Iung B, Cachier A, Baron G, et al. Decision-making in elderly patients with severe aortic stenosis: why are so many denied surgery? Eur Heart J 2005;26:2714-20

[14]. Cribier A, Savin T, Saoudi N, et al. Percutaneous transluminal valvuloplasty of acquired aortic stenosis in elderly patients: an alternative to valve replacement? Lancet 1986;1:63—7.

[15]. Percutaneous balloon aortic valvuloplasty. Acute and 30-day follow-up results in 674 patients from the NHLBI Balloon Valvuloplasty Registry. Circulation 1991;84:2383—97.

[16]. Percutaneous balloon aortic valvuloplasty. Acute and 30-day follow-up results in 674 patients from the NHLBI Balloon Valvuloplasty Registry. Circulation 1991;84:2383—97

[17]. O'Neill WW. Predictors of long-term survival after percutaneous aortic valvuloplasty: report of the Mansfield Scientific Balloon Aortic Valvuloplasty Registry. J Am Coll Cardiol 1991;17:193—8.

[18]. Maskatia SA, Ing FF, Justino H, Crystal MA, Mullins CE, Mattaml RJ, O'Brian Smith E, Petit CJ. Twenty-five years experience with ballon aortic valvuloplasty for congenital aortic stenosis. Am J Cardiol. 2011 Oct 1 ;108(7) :1024-8

[19]. Saia F, Marrozzini C, Moretti C, Ciuca C, Taglieri N, Bordoni B et al. The role of percutaneous ballon aortic valvuloplasty as a bridge for transcatheter aortic valve implantation. EuroIntervention 2011 Oct 30 ;7(6) :723-9

[20]. Davies H. Catheter-mounted valve for temporary relief of aortic insufficiency. Lancet 1965;285:250.

[21]. Moulopoulos SD, Anthopoulos L, Stamatelopoulos S, et al. Catheter-mounted aortic valves. Ann Thorac Surg 1971;11:423—30.

[22]. Phillips SJ, Ciborski M, Freed PS, et al. A temporary cathetertip aortic valve: hemodynamic effects on experimental acute aortic insufficiency. Ann Thorac Surg 1976;21:134—7.

[23]. Andersen HR, Knudsen LL, Hasenkam JM. Transluminal implantation of artificial heart valves. Description of a new expandable aortic valve and initial results with implantation by catheter technique in closed chest pigs. Eur Heart J. 1992 May;13(5):704-8.

[24]. Moazami N, Bessler M, Argenziano M, et al. Transluminal aortic valve placement. A feasibility study with a newly designed collapsible aortic valve. ASAIO J 1996;42:M381—5.

[25]. Pavcnik D, Wright KC, Wallace S. Development and initial experimental evaluation of a prosthetic aortic valve for transcatheter placement. Work in progress. Radiology 1992;183:151—4.

[26]. Sochman J, Peregrin JH, Rocek M, et al. Percutaneous transcatheter, one-step mechanical aortic disc valve prosthesis implantation: a preliminary feasibility study in swine. Cardiovasc Intervent Radiol 2006;29:114—9.

[27]. Bonhoeffer P, Boudjemline Y, Saliba Z, Merckx J, Aggoun Y, Bonnet D, Acar P, Le Bidois J, Sidi D, Kachaner J. Percutaneous replacement of pulmonary valve in a right-ventricle to pulmonary-artery prosthetic conduit with valve dysfunction. Lancet. 2000 Oct 21;356(9239):1403-5.

[28]. Bonhoeffer P, Boudjemline Y, Saliba Z, et al. Transcatheter implantation of a bovine valve in pulmonary position: a lamb study. Circulation 2000;102:813—6.

[29]. Cribier A, Eltchaninoff H, Bash A, Borenstein N, Tron C, Bauer F, Derumeaux G, Anselme F, Laborde F, Leon MB. Percutaneous transcatheter implantation of an aortic valve prosthesis for calcific aortic stenosis: first human case description. Circulation 2002 Dec 10 ;106(24) :3006-8

[30]. Eltchaninoff H, Prat A, Gilard M, et al. Transcatheter aortic valve implantation: early results of the FRANCE (FRench Aortic National CoreValve and Edwards) Registry. Eur Heart J 2011;32:191-7.

[31]. Rodès-Cabau J, Dumont E, De LaRochellière R, et al. Feasibility and initial results of percutaneous aortic valve implantation including selection of the transfemoral or transapical approach in patients with severe aortic stenosis. Am J Cardiol 2008;102:1240-6.

[32]. Kahlert P, Erbel R. Transcatheter aortic valve implantation in the era after commercialization: quo vadis in the real world? Circulation 2011;123:239-41.

[33]. Rodès-Cabau J, Webb JG, Cheung A, et al. Transcatheter aortic valve implantation for the treatment of severe symptomatic aortic stenosis in patients at very high or prohibitive surgical risk: acute and late outcomes of the multicenter Canadian experience. J Am Coll Cardiol 2010;55:1080-90.

[34]. Thomas M, Schymik G, Walther T, et al. Thirty-day results of the SAPIEN aortic Bioprosthesis European Outcome (SOURCE) Registry: a European registry of transcatheter aortic valve implantation using the Edwards SAPIEN valve. Circulation 2010;122:62-9.

[35]. Zahn R, Gerckens U, Grube E, et al. Transcatheter aortic valve implantation: first results from a multi-centre real-world registry. Eur Heart J 2011;32:198-204.

[36]. Piazza N, Grube E, Gerckens U, et al. Procedural and 30-day outcomes following transcatheter aortic valve implantation using the third generation (18 Fr) CoreValve Revalving System: results from the multicentre, expanded evaluation registry 1-year following CE mark approval. EuroIntervention 2008;4:242-9.

[37]. Moat NE, Ludman P, de Belder MA, et al. Long-term outcomes after transcatheter aortic valve implantation in high-risk patients with severe aortic stenosis: the U.K. TAVI (United Kingdom Transcatheter Aortic Valve Implantation) Registry. J Am Coll Cardiol 2011;58:2130-8.

[38]. Bosmans JM, Kefer J, De Bruyne B, et al. Procedural, 30-day and one year outcome following CoreValve or Edwards transcatheter aortic valve implantation: results of the Belgian national registry. Interact Cardiovasc Thorac Surg 2011;12:762-7.

[39]. Gilard M, Eltchaninoff H, Iung B, Donzeau-Gouge P, Chevreul K, Fajadet J, Leprince P, Leguerrier A, Lievre M, Prat A, Teiger E, Lefevre T, Himbert D, Tchetche D, Carrié D, Albat B, Cribier A, Rioufol G, Sudre A, Blanchard D, Collet F, Dos Santos P, Meneveau N, Tirouvanziam A, Caussin C, Guyon P, Boschat J, Le Breton H, Collart F, Houel R, Delpine S, Souteyrand G, Favereau X, Ohlmann P, Doisy V, Grollier G, Gommeaux A, Claudel JP, Bourlon F, Bertrand B, Van Belle E, Laskar M; FRANCE 2 Investigators. Registry of transcatheter aortic-valve implantation in high-risk patients. N Engl J Med. 2012 May 3;366(18):1705-15.

[40]. Leon MB, Smith CR, Mack M, et al. Transcatheter aortic-valve implantation for aortic stenosis in patients who cannot undergo surgery. N Engl J Med 2010;363:1597-607.

[41] Kodali SK, Williams MR, Smith CR, Svensson LG, Webb JG, Makkar RR, Fontana GP, Dewey TM, Thourani VH, Pichard AD, Fischbein M, Szeto WY, Lim S, Greason KL, Teirstein PS, Malaisrie SC, Douglas PS, Hahn RT, Whisenant B, Zajarias A, Wang D, Akin JJ, Anderson WN, Leon MB; PARTNER Trial Investigators. Two-year outcomes after transcatheter or surgical aortic-valve replacement. N Engl J Med. 2012 May 3;366(18):1686-95

[42].Raj R. Makkar, M.D., Gregory P. Fontana, M.D., et al , Craig R. Smith, M.D., and Martin B. Leon, M.D. for the PARTNER Trial Investigators. Transcatheter Aortic-Valve Replacement for Inoperable Severe Aortic Stenosis . N Engl J Med 2012; 366:1696-1704

[43]. Smith CR, Leon MB, Mack MJ, et al. Transcatheter versus surgical aortic-valve replacement in high-risk patients. N Engl J Med 2011;364:2187-9

[44]. Latsios G, Gerckens U, Grube E. Transaortic transcatheter aortic valve implantation : a novel approach for the truly « no access option » patients. Catheter Cardiovasc Interv. 2010 Jun 1 ;75(7) :1129-36

[45]. Roberts WC, Janning KG, Ko JM, Filardo G, Matter GJ. Frequency of congenitally bicuspid aortic valves in patients ≥80 years of age undergoing aortic valve replacement for aortic stenosis (with or without aortic regurgitation) and implications for transcatheter aortic valve implantation. Am J Cardiol. 2012 Jun 1;109(11):1632-6. Epub 2012 Mar 27.

[46]. Thomas M, Schymik G, Walther T, et al. One-year outcomes of cohort 1 in the Edwards SAPIEN Aortic Bioprosthesis European Outcome (SOURCE) Registry: the European registry of transcatheter aortic valve implantation using the Edwards SAPIEN valve. Circulation 2011;124:425-33.

[47]. Kempfert J, Rastan A, Holzhey D, et al. Transapical aortic valve implantation: analysis of risk factors and learning experience in 299 patients. Circulation 2011; 124:Suppl:S124-S129.

[48]. Eltchaninoff H, Zajarias A, Tron C, etal. Transcatheter aortic valve implantation: technical aspects, results and indications. Arch Cardiovasc Dis 2008;101:126-32.

[49]. Gotzmann M, Pljakic A, Bojara W, et al. Transcatheter aortic valve implantation in patients with severe symptomatic aortic valve stenosis-predictors of mortality and poor treatment response. Am Heart J 2011; 162(2):238.e1-245.e1.

[52]. Jegaden O, Lapeze J, Farhat F, de Gevigney G. Aortic valve stenosis after previous coronary bypass :Transcatheter valve implantation or aortic valve replacement ? J Cardiothorac Surg 2012 May 29;7:47

[50]. Sinning JM, Hammerstingl C, Vasa-Nicotera M, Adenauer V, Lema Cachiguango SJ, Scheer AC, Hausen S, Sedaghat A, Ghanem A, Müller C, Grube E, Nickenig G, Werner N. Aortic regurgitation index defines severity of peri-prosthetic regurgitation and predicts outcome in

patients after transcatheter aortic valve implantation. J Am Coll Cardiol. 2012 Mar 27;59(13):1134-41.

[51]. Blanke P, Reinöhl J, Schlensak C, Siepe M, Pache G, Euringer W, Geibel-Zehender A, Bode C, Langer M, Beyersdorf F, Zehender M. Prosthesis Oversizing in Balloon-Expandable Transcatheter Aortic Valve Implantation Is Associated With Contained Rupture of the Aortic Root. Circ Cardiovasc Interv. 2012 Aug 7

[53]. Houthuizen P, Van Garsse LA, Poels TT, de Jaegere P, van der Boon RM, Swinkels BM, Ten Berg JM, van der Kley F, Schalij MJ, Baan J Jr, Cocchieri R, Brueren GR, van Straten AH, den Heijer P, Bentala M, van Ommen V, Kluin J, Stella PR, Prins MH, Maessen JG, Prinzen FW. Left bundle-branch block induced by transcatheter aortic valve implantation increases risk of death. Circulation. 2012 Aug 7;126(6):720-8.

[54]. Nuis RJ, Van Mieghem NM, Schultz CJ, Moelker A, van der Boon RM, van Geuns RJ, van der Lugt A, Serruys PW, Rodés-Cabau J, van Domburg RT, Koudstaal PJ, de Jaegere PP. Frequency and causes of stroke during or after transcatheter aortic valve implantation Am J Cardiol. 2012 Jun 1;109(11):1637-43.

[55]. Himbert D, Descoutures F, Al-Attar N, et al. Results of transfemoral or transapical aortic valve implantation following a uniform assessment in high-risk patients with aortic stenosis. J Am Coll Cardiol 2009;54:303—11.

[56]. Rodes-Cabau J, Webb JG, Cheung A, et al. Transcatheter aortic valve implantation for the treatment of severe symptomatic aortic stenosis in patients at very high or prohibitive surgical risk: acute and late outcomes of the multicenter Canadian experience. J Am Coll Cardiol 2010;55: 1080—90.

[57]. Webb JG, Wood DA, Ye J, et al. Transcatheter valve-in-valve implantation for failed bioprosthetic heart valves. Circulation 2010;121:1848—57.

[58]. Fairbairn TA, Mather AN, Bijsterveld P, Worthy G, Currie S, Goddard AJ, Blackman DJ, Plein S, Greenwood JP. Diffusion-weighted MRI determined cerebral embolic infarction following transcatheter aortic valve implantation: assessment of predictive risk factors and the relationship to subsequent health status. Heart. 2012 Jan;98(1):18-23. Epub 2011 Jul 7.

[59]. Kahlert P, Knipp SC, Schlamann M, et al. Silent and apparent cerebral ischemia after percutaneous transfemoral aortic valve implantation: a diffusion-weighted magnetic resonance imaging study. Circulation 2010;121:870—8.

[60]. Nombela-Franco L, Rodés-Cabau J, Doyle D, Delarochellière R, Urena M, Mok M, Dumont E. Transaortic Transcatheter Aortic Valve Implantation: Potential Issues Associated with the Use of the ASCENDRA Transapical Delivery System. J Card Surg. 2012 Jul;27(4):438-40.

[61]. Etienne PY, Papadatos S, El Khoury E, Pieters D, Price J, Glineur D. Transaortic transcatheter aortic valve implantation with the Edwards SAPIEN valve: feasibility, technical considerations, and clinical advantages. Ann Thorac Surg. 2011 Aug;92(2):746-8.

[62]. Naber CK, Ghanem A, Abizaid AA, Wolf A, Sinning JM, Werner N, et al. First-in-man use of a novel embolic protection device for patients undergoing transcatheter aortic valve implantation. EuroIntervention 2012 May 15;8(1):43-50.

[63]. Bagur R, Webb JG, Nietlispach F, Dumont E, De Larochellière R, Doyle D, Masson JB, Gutiérrez MJ, Clavel MA, Bertrand OF, Pibarot P, Rodés-Cabau J. Acute kidney injury following transcatheter aortic valve implantation: predictive factors, prognostic value, and comparison with surgical aortic valve replacement. Eur Heart J. 2010 Apr;31(7):865-74.

[64]. Van Linden A, Kempfert J, Rastan AJ, Holzhey D, Blumenstein J, Schuler G, Mohr FW, Walther T. Risk of acute kidney injury after minimally invasive transapical aortic valve implantation in 270 patients. Eur J Cardiothorac Surg. 2011 Jun;39(6):835-42; discussion 842-3. Epub 2010 Dec 24.

[65]. Strauch JT, Scherner MP, Haldenwang PL, Pfister R, Kuhn EW, Madershahian N, Rahmanian P, Wippermann J, Wahlers T. Minimally invasive transapical aortic valve implantation and the risk of acute kidney injury. Ann Thorac Surg. 2010 Feb;89(2):465-70.

[66]. Verhoye JP, Lapeze J, Anselmi A, Donal E. Association of transaortic approach and transoesophageal echocardiography as the primary imaging technique for improved results in transcatheter valve implantation. Interact Cardiovasc Thorac Surg 2012 Jul 17.

[67] Loh PH, Bundgaard H, Sondergaard L. Infective endocarditis following transcatheter aortic valve replacement : Diagnosis and management challenges. Catheter Cardiovasc Interv 2012 Mar 16.

[68]. Gurvitch R, Wood DA, Tay EL, et al. Transcatheter aortic valve implantation: durability of clinical and hemodynamic outcomes beyond 3 years in a large patient cohort. Circulation 2010;122:1319—27.

[69]. Amazouhne B, Bruneval P, Allam B, Lafont A, Fabiani JN, Zegdi R. Traumatic leaflet injury during the use of percutaneous valves : a comparative study of balloon- and self-expandable valved stents. Eur J Cardtiothorac Surg 2012 Jun 4.

[70]. Astarci P, Glineur D, Elkhoury G, Raucent B. A novel device for endovascular native aortic valve resection for transapical transcatheter aortic valve implantation. Interact Cardiovasc Thorac Surg 2012 Apr,14(4) :378-80

[71]. Greif M, Lange P, Mair H, Becker C, Schmitz C, Steinbeck G, Kupatt C. Transcatheter Edwards SAPIEN XT valve in valve implantation in degenerated aortic bioprothesis via transfemoral access. Clin Res Cardiol 2012 Jun 23

[72]. Vizzardi E, D'Aloia A, Fiorina C, Bugatti S, Parrinello G, De Carlo M, Giannini C, Di Bello V, Petronio AS, Curello S, Ettori F, Dei Cas L. Early Regression of Left Ventricular Mass Associated with Diastolic Improvement after Transcatheter Aortic Valve Implantation. J Am Soc Echocardiogr. 2012 Jul 17.

[73]. Schueler R, Sinning JM, Momcilovic D, Weber M, Ghanem A, Werner N, Nickenig G, Grube E, Hammerstingl C. Three-dimensional speckle-tracking analysis of left ventricular function after transcatheter aortic valve implantation. J Am Soc Echocardiogr. 2012 Aug;25(8):827-834.e1.

[74]. Schattke S, Baldenhofer G, Prauka I, Zhang K, Laule M, Stangl V, Sanad W, Spethmann S, Borges AC, Baumann G, Stangl K, Knebel F. Acute regional improvement of myocardial function after interventional transfemoral aortic valve replacement in aortic stenosis: a speckle tracking echocardiography study. Cardiovasc Ultrasound. 2012 Mar 26;10:15.

[75]. Ewe SH, Muratori M, Delgado V, Pepi M, Tamborini G, Fusini L, et al. Hemodynamic and clinical impact of prosthesis-patient mismatch after transcatheter aortic valve implantation. J Am Coll Cardiol. 2011 Oct 25;58(18):1910-18.

[76]. Himbert D, Pontnau F, Messika-Zeitoun D, Descoutures F, Détaint D, Cueff C, Sordi M, Laissy JP, Alkhoder S, Brochet E, Iung B, Depoix JP, Nataf P, Vahanian A. Feasibility and Outcomes of Transcatheter Aortic Valve Implantation in High-Risk Patients With Stenotic Bicuspid Aortic Valves. Am J Cardiol. 2012 Jun 5.

[77]. Baralis G, Di Gregorio O, Riva L, Steffenino G, Grossi C, Locatelli A. [Transcatheter aortic valve implantation in bicuspid aortic valve: never say never]. G Ital Cardiol (Rome). 2012 Jan;13(1):67-70. doi: 10.1714/1015.11058.

[78]. Doble B, Blackhouse G, Goeree R, Xie F. Cost-effectiveness of the Edwards SAPIEN transcatheter heart valve compared with standard management and surgical aortic valve replacement in patients with severe symptomatic aortic stenosis: A Canadian perspective. J Thorac Cardiovasc Surg. 2012 Jul 11.

[79] Watt M, Mealing S, Eaton J, et al. Cost-effectivenessof transcatheter aortic valve replacement in patients ineligible for conventional aortic valve replacement. Heart 2012;98:370e6.

[80] Watt M, Mealing S, Eaton J, et al. The costeffectiveness of TAVI: over-optimistic study results and a call for publication of complete trial results – The response. Heart 2012

[81] Bell CM, Urbach DR, Ray JG et al. Bias in published cost effectiveness studies : systematic review BMJ 2006 ;332 :699-703.

[82] Van Brabandt H, Neyt M, Hulstaert F. Transcatheter aortic valve implantation (TAVI): risky and costly. BMJ. 2012 Jul 31;345:e4710.

[83] Neyt M, Van Brabandt H, Devriese S, Van De Sande S. A cost-utility analysis of transcatheter aortic valve implantation in Belgium: focusing on a well-defined and identifiable population. BMJ Open. 2012 May 4;2(3)

[84]. Tay ELW, Gurvitch R, Wijesinghe N, Nielispach F, Wood D, Cheung Anson, et al. A high-risk period for cerebrovascular events exists after transcatheter aortic valve implantation. J Am Coll Cardiol Intv. 2011;4:1290-97.

[85]. Lawrie GM. Role of transcatheter aortic valve implantation (TAVI) versus conventional aortic valve replacement in the treatment of aortic valve disease. Methodist Debakey Cardiovasc J. 2012 Apr ;8(2) :4-8

[86]. Stortecky S, Brinks H, Wenaweser P, Huber C, Pilgrim T, Windecker S, et al. Transcatheter aortic valve implantation or surgical aortic valve replacement as redo procedure after prior coronary artery bypass grafting. Ann Thorac Surg. 2011 Oct;92(4):1324-30; discussion 1230-1

[87]. Tchetche D, Dumonteil N, Sauguet A, et al. Thirty-day outcome and vascular complications after transarterial aortic valve implantation using both Edwards Sapien and Medtronic CoreValve bioprostheses in a mixed population. EuroIntervention 2010;5:659—65.

[88]. Ducrocq G, Francis F, Serfaty JM, et al. Vascular complications of transfemoral aortic valve implantation with the Edwards SAPIEN prosthesis: incidence and impact on outcome. EuroIntervention 2010;5:666—72.

[89]. Webb JG, Altwegg L, Boone RH, et al. Transcatheter aortic valve implantation: impact on clinical and valve-related outcomes. Circulation 2009;119:3009—16.

[90]. Leon MB, Piazza N, Nikolsky E, et al. Standardized endpoint definitions for transcatheter aortic valve implantation clinical trials: a consensus report from the Valve Academic Research Consortium. Eur Heart J 2011;32:205-17.

[91]. Walther T, Dewey T, Borger M, et al. Transapical aortic valve implantation: step by step. Ann Thorac Surg 2009;87:276-83.

[92]. Webb JG, Altwegg L, Boone RH, et al. Transcatheter aortic valve implantation: impact on clinical and valve-related outcomes. Circulation 2009;119:3009-16.

[93]. Grube E, Schuler G, Buellesfeld L, et al. Percutaneous aortic valve replacement for severe aortic stenosis in high-risk patients using the second- and current thirdgeneration self-expanding CoreValve prosthesis: device success and 30-day clinical outcome. J Am Coll Cardiol 2007;50:69 76.

[94]. Tamburino C, Capodanno D, Ramondo A, et al. Incidence and predictors of early and late mortality after transcatheter aortic valve implantation in 663 patients with severe aortic stenosis. Circulation 2011;123:299-308.

[95]. Hayashida K, Lefevre T, Chevalier B, et al. Transfemoral aortic valve implantation new criteria to predict vascular complications. JACC Cardiovasc Interv 2011;4:851—8.

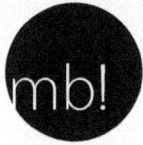

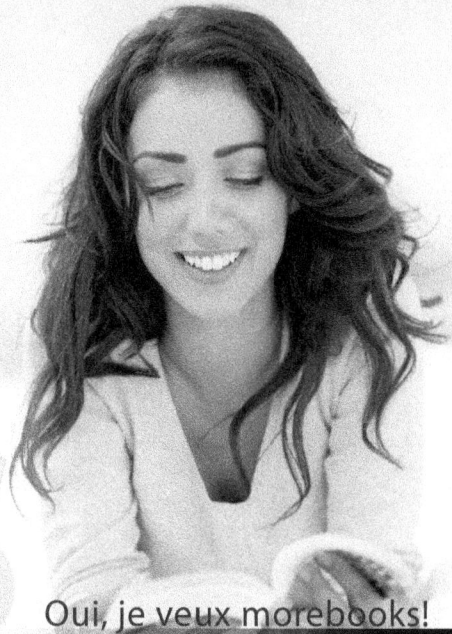

* 9 7 8 3 8 3 8 1 7 6 4 0 6 *